穴道導引

時刻微養生 日常練習卡

The Daoyin
of Acupoints

璧名

時刻微養生·開啟心身日益輕靈的最美微笑旅程

——介紹一門來自家學、師學、古典，已歷十五萬人體證的身體技術

蔡璧名

與寒天共舞的穴道導引&虛實步

二十分鐘後，我脫下晨醒披上的薄羽絨外套，也脫去昨晚入睡時穿的含毛料睡衣，只剩一件四季皆宜、男女皆可穿的三槍牌內衣。

對，我喜歡爺爺穿過，爹爹穿過，媽媽穿過，我的童年也穿過，那樣土產的、親切的、純棉的、人間單純依然、一成不變的感覺。這時候我不是女人、不是男人，就如赤裸初生一赤子，在投身於世之後的今晨，在難得人身、難得讀漢字機緣、蒙恩獲此以讀書為業的前半生、更難能生於此等學脈之家的我啊，就在這麼珍貴的此刻，細品穴道導引、虛實步，與體感溫度八度的冬天，共舞。也體察甲子將屆的自己，一刻鐘前呼吸到冬天、著上冬衣，一刻鐘後便享受颯爽如初秋、暖和如晚春的，冬晨。

那不是冬天，也不只是春天，是春水蕩漾的池塘。——這是虛實步和穴道導引，早起直到此刻，骨節間筋絡飽水的感覺。

期間練功的時間很短，因為今天是《穴道導引 時刻微養生 日常練習卡》使用說明的截稿日，我得把出現在穴道導引中的每一個穴道，與身體之間密切關聯的要義說明。那些在過往出版的當下，尚未領會、尚未通曉的重點，好多好多——莫非盡是歲月走過留下的刻痕。

忙碌的日子，不鍛鍊的日子，人的脊椎，常彷彿是被關在籠子裡的——可有時候也需要這樣的時光，讓從籠中解放重新又恢復鍛鍊的自己，再一次感受：從「無」到「有」的鍛鍊的效果，再次感恩可以快速恢復的鍛鍊的珍貴。

一九三八年，哈佛大學教授阿列．博克（Arlie Bock）展開了一項長達七十六年的研究——格蘭特研究，旨在探討「人如何才能擁有健康、成功與幸福的人生」。研究結果顯示，幸福的關鍵並非千禧年八〇%的人認為的重要財富，也非當下五〇%年輕人追求的名位，而是「真愛」。無論是愛情、友情還是親情，擁有真愛是顯著提升「人生繁盛」（prosperous life）機率的核心要素。

由此可知，遇見真愛、製造真愛，就成了人生能否擁有幸福的關鍵。——倘你知道你是這樣地被愛著，活在天地間的幸福感，會變得不一樣。如果讀這個句子的你，感到淡淡的悲傷。那就只是還沒有機會抑或經驗承擔起「真愛自己——深愛自己」，這個美到不行的責任。

曾聽父親說，若你能真愛一個人，
便能愛全世界。

〈真愛之遇〉

我想接住你 在你每次墜
落的時候
怕是前往不及 就把屢屢
接住我的
莊周，郵遞給你[1]

1 詳參拙作《莊子》系列：《正是時候讀莊子：莊子的姿勢、意識與感情》（臺北市：天下雜誌，二〇一五年）、《人情：正是時候讀莊子二》（臺北市：天下雜誌，二〇一七年）、《正是時候讀莊子 最終回》（臺北市：天下雜誌，二〇二二年）、《莊子，從心開始》（臺北市：天下雜誌，二〇一六年）、《勇於不敢 愛而無傷：莊子，從心開始 二》（臺北市：天下雜誌，二〇一八年）、《莊子，從心開始 最終回（上）大宗師篇》（臺北市：天下雜誌，二〇二二年）、《莊子，從心開始 最終回（下）應帝王篇》（臺北市：天下雜誌，二〇二二年）、《形如莊子、心如莊子、大情學莊子：從生手到專家之路》（新北市：聯經出版公司，二〇一八年）。

想揉開你 次次焦心 在
寸寸肌筋 留下的痕跡
更想每一朝暮 即時將
彼糾結寒氣 殺絕 趕盡
就把日常 邊牧伸展完
我也伸展自己的

穴道導引，奉獻給你[2]

想你情路落淚給予即時
擁抱
但邊牧說與人之間擁抱
太難
就把我終於有能力擁抱

年少自己的
解愛，一起打包給你[3]
真愛自己　在若夢浮生
已然奇蹟
奇蹟中的奇蹟啊　你我
獨行人間而能擁抱真愛
一起

（2024.12.18.11.27月白）

2 詳參拙作《穴道導引：融合莊子、中醫、太極拳、瑜伽的身心放鬆術》（臺北市：天下雜誌，二〇一六年）、《鬆開的技、道、心：穴道導引應用錦囊》（臺北市：天下雜誌，二〇二一年）。

3 詳參拙作用情解愛系列：《學會用情：當老莊遇見黃帝內經2》（臺北市：平安文化，二〇一九年）、《解愛：重返莊子與詩歌經典，在愛裡獲得重生》（臺北市：天下雜誌，二〇二〇年）。

真愛一個人的具體內容、真愛自己的具體內容，除了心、身、情、食、寢，當然也可以包括日常生活中的走、站、坐、臥，只要選對姿勢，效果將遠勝每週額外運動數小時。[4]

原來只要掌握「深情而不滯於情」的用情原則，便可無傷、悠遊於情場。

原來人生的方向，比行進的速度來得重要。

「鬆」是什麼？

都說醫道同源。而鬆柔，是傳統醫家與道家思想文化，源遠流長如出一轍的共通源頭。

嚮往東方修鍊。而鬆柔，是太極拳與瑜伽共同追求，教人醉心的特質所在、造境之巔。[5]

若要用一個字來概括太極拳的核心目標，那無疑是「鬆」。

太極拳起源於宋代，作為一種拳法套路，自然歸屬於《莊子》所謂的「導引」範疇。然而，太極拳之所以能達到「益壽延年不老春」的效果，並練就「階及神明」、「腹內鬆淨氣騰然」、「牽動四兩撥千斤」、「運勁如百煉鋼，無堅不摧」的神妙境界，其關鍵在於以「鬆」為核心目標，同時結合「豎起脊梁」與「不雙重」兩大操作原則。這些構成太極拳獨特性的要素，早已深植於先秦《莊子》的經典中。

因此，我們可以自信甚至自豪地說：「鬆」是我們的文化。這套讓人重返鬆柔自我的技、道、心，根植於我們的思想傳統。「鬆」表面看似與「筋」相關，用現代西方醫學的術語來說，就是「筋膜網絡」的放鬆。然而，太極拳的進程雖可劃分為「鬆筋」、「鍊氣」與「得勁及階及神明」三個階段，實際上這三者並非獨立分離，而是相互融合、同時進行的功夫。

在傳統文化的語境中，唯有心神凝定，筋絡才能鬆柔舒展；筋絡鬆柔，血液才能活躍流暢，氣息才能平穩下沉而不浮躁。而在太極拳的修習中，筋絡的鬆柔使氣下

4 詳參拙作醫道系列：《醫道同源：當老莊遇見黃帝內經》（臺北市：平安文化，二〇一九年）、《醫道習慣：心、身、情、食、寢，習慣成自然》（臺北市：時報文化，二〇二三年）。

5 詳參拙作《鬆柔歌訣——虛實步・頭目摵・詩生活》（臺北市：時報文化，二〇二五年）。

沉，氣沉則神易凝。當氣息沉穩，心神便容易安定。鬆柔筋膜、積累真陽之氣與安定心神之間，有著密切而相輔相成的關係。

由此可見，太極拳所追求的全身輕靈之「鬆」，不僅反映心神的凝定、氣血的充盈與身體的康健，更可能達到《莊子》所言「其為氣也，至大至剛」的浩然之境。

在進入「穴道導引為何能做到更多？」的討論之前，我們先了解什麼是「導引」。

「導引」是什麼？

——用呼吸與肢體動作舒筋、活血、養氣、治神的源遠流長傳統

「導引」一詞最早見於《莊子》和《黃帝內經》。在《莊子・刻意》篇中提到：「吹呴呼吸，吐故納新，熊經鳥伸，為壽而已矣。此道引之士，養形之人，彭祖壽考者之所好也。」唐代學者陸德明在《經典釋文・莊子音義》中注釋：「導氣令和，引體令柔。」而成玄英《疏》：「斯皆導引神氣，以養形魂，延年之道，駐形之術。」

可見，「導引」涵蓋了呼吸吐納與肢體動作，目的在於柔體、養氣、治神、療病、駐形（保持形體）、延年。

《黃帝內經素問・異法方宜論》則提到：「中央者，其地平以濕，天地所以生萬物也眾。其民食雜而不勞，故其病多痿厥寒熱，其治宜導引按蹻，故導引按蹻者，亦從中央出也。」王冰註釋道：「導引，謂搖筋骨，動支節。按，是按皮肉。蹻，是捷舉手足。」指出中央地區因地勢平坦潮濕，加上人民飲食雜亂且缺乏勞動，導致常見的疾病包括四肢冰冷無力、肌肉痲痺萎縮，以及因外感引發的寒熱症狀，這些病症可通過「導引按蹻」進行治療。此處亦提到「導引」的起源地及其具體效用。有趣的是，相對於中醫學醫療技術產出於東方的砭石、西方的草藥、北方的灸、南方的針、中央的導引，箇中中央之土的導引，非醫療工作人員可代為施治、操作，浩瀚天地間，如斯療癒維護康健身體之職，竟然唯有患者或常人自身，能夠承擔。

上述記載中提到的百姓因雜食與缺乏運動而引發的健康問題，如四肢冰冷、無力，或因外感出現發熱怕冷的症狀（如不喜電風扇直吹或冷氣直對），在現代都市生活中也頗為常見。由此可見，「導氣令和，引體令柔」這一古老的概念，在當代亦具高度的實踐價值，可視為源於古典智慧的全新健康觀念。

「穴道」作為身體的門戶，是邪氣入侵的起點，更是正氣防衛的終站

今人稱能對抗病毒的是「免疫力」；中醫說能抵擋「邪氣」的是「正氣」。《黃帝內經》提到，疾病的發生與變化源於「邪氣之所生」，即體外的「邪氣」逐步侵入體內所致。這種「邪氣」是相對於「正氣」而言，指外來侵入並滯留人體的風、暑、濕、燥、寒等自然因素，或流感、時疫等傳染之氣。

「正氣」又稱為「真氣」或「精氣」，是人體的生命之氣。《黃帝內經素問．離合真邪論》記載：「真氣者，經氣也。」它由先天稟賦的「先天之氣」與飲食轉化的「後天之氣」（穀氣）融合而成，充盈全身。

傳統醫學通過經絡系統揭示氣行人體的路徑：「氣穴」與「孫絡」相交，「孫絡」為「絡」的分支，最終輸導入「經」。在《黃帝內經》中，十二經脈構成陰陽經脈的循行系統，分布於手足與身體各處，並因氣的流轉相互聯繫。這些經脈形成了一

套立體的交通網絡，既是「正氣」運行的管道，也為「邪氣」侵襲提供了路徑。邪氣依次從「皮毛──孫絡──絡──經──臟腑」漸次深入，既是其侵襲人體的軌跡，也是影響範圍逐步擴大的過程。

換言之，體外的「邪氣」和體內的「正氣」共用同一套經絡網絡。體表的氣穴作為對外開放的「門戶」，既是邪氣入侵的起點，也是衛氣守護的最後防線。正氣與邪氣在人體內呈現此消彼長的關係。若正氣充沛，即使外來邪氣入侵，短暫停留在體內，也難以引發明顯病症；反之，若正氣（或說免疫力）虛弱，邪氣（含括風、暑、濕、燥、寒、流感、時疫或說是病菌、病毒）便能沿經絡侵入臟腑，導致疾病甚至危及生命。因此，祛邪與扶正實質上是一體的，養足正氣以抵禦外邪是健康之道的核心所在。

如何長養營氣、衛氣或說正氣，使氣虛轉為氣足，最終達到氣血充盈，甚至陶養出孟子所言的「浩然之氣」與莊子筆下的「旁礡萬物以為一」之氣，成為傳統文化與東方修鍊的核心課題。

達成養氣的關鍵在於兩大措施：強化身體中心線（即任脈與督脈）與放鬆周身。

這二者實為一體，並非獨立之事。中心線（脊柱或督脈）之於身體，猶如衣架之於衣物、旗竿之於旗幟。唯有當中心線穩定豎立，筋絡、肌肉、骨骼等全身組織才能如衣物與旗幟般，鬆柔地垂掛於其上，達到身心平衡與氣血和諧的境界。

「穴道導引」是什麼？
——一而再地「用力收緊」一個個正氣匯聚之所的意義

當我們理解「導引」的核心是「導氣令和，引體令柔」，便能明白其透過呼吸、搖筋骨、動肢節等設計，實現柔化身體、養氣活血、安定神志、療癒疾病、延緩衰老的多重效用。傳統的「導引」涵蓋筋膜網絡的放鬆、肌肉力量與骨質密度的提升，以及經脈氣血的疏通與養護，同時還涉及心靈層面的專注與調適。

在古人的身體觀中，氣與穴道雖然無形無象，卻是真實存在的。「氣穴」是氣聚集的地方，正如山谷溪流能匯聚水源。只要氣道通暢、正氣充沛，榮氣便能滋養臟腑，衛氣則能守護體表。不僅能有效抵禦外界的風、寒、暑、燥、濕、火，以及流感與時疫等侵襲，還能使人在白天保持充沛精力，夜晚安穩入睡。而「穴道導引」這套技法，正是幫助人們舒筋、活血、養氣、安神，簡單易行且卓越有效的功夫。

「穴道」是脈氣流經系統中的最小單位，也是正氣匯聚的重要樞紐。力量的特性在於使用越多，增長越快。因此，「穴道導引」以「用力收緊」後「完全放鬆」穴道所在部位為核心動作，經過每日規律反覆的練習，不僅能逐漸增強該部位的肌肉力量，還能提升筋膜的彈性與恢復力，讓身體活力日益旺盛。

當每一個關鍵穴道所在的部位都能持續得到鍛鍊，其筋膜愈加舒展、氣血運行愈加暢通，整個身體的氣血充盈、神志專注安定，便能全面提升健康狀態。

當我們嫻熟身體最小單位的「放鬆」

在日常生活中，我們的心與身體往往不自覺地陷入緊張、糾結與僵硬之中，而這種狀態必然影響氣血的流暢。如何有效緩解因長期壓力、過度疲勞或姿勢不良所引發的僵硬與糾結，成為擺脫氣血不暢、痠痲疼痛、代謝不良乃至瘀滯積瘤等問題的關鍵。由於肌肉和筋膜在用力後更容易達到深層放鬆，因此透過一次次全力收緊，再完全放鬆，可以實現更徹底的釋放效果。

人體的「穴道」，作為身體中比掌、腕、小臂、大臂等部位更微小的單位，正是放鬆與調節的核心。透過逐一對這些最小單位所居部位的肌肉進行盡力的收緊與放鬆，不僅能讓人察覺過去未曾留意的緊繃感，還能幫助消除長期積累的緊張、糾結與僵硬，進而減輕或解除痠痛不適。「穴道導引」能有效放鬆肌筋膜，相較於其他運動形式，減少了潛在運動傷害的風險，同時可以隨時隨地提升筋膜的彈性，使身體感受到前所未有的輕鬆與靈活。

通過「穴道導引」對全身進行循序漸進的調節，藉由每個穴道的反覆收緊與放鬆，快速疏通氣血，鬆解緊繃的筋膜，提升穴道所在部位的靈活性。「穴道導引」將傳統導引的精髓延展至筋膜網絡的深層調理，讓整個身體達到極致的放鬆與平衡，實現內外兼修的全面健康效果。

心身共時同步的修鍊．這是所有穴道一起參與冥想的活動

若以最簡練的語言概括傳統道家、醫學經典，以及太極拳、印度瑜伽等共同追求的心靈理想或意識狀態，大抵可以歸結為：「無負面情緒，無多餘念慮。」如果說「靜坐」是一種專注於此心靈目標的靜態修行，那麼「太極拳」則是行於動中的冥想，而「穴道導引」則可視為全身穴道參與的動態冥想。

在穴道導引的每一招式中，當你將注意力集中於某一穴道或多個穴道的收緊與放鬆時，實際上是在將冥想的深度延展至身體的每一處穴道，甚至每一個動作。簡而言之，理想的意識狀態與穴道的收緊與放鬆是一種同步協作的過程。專注於某一穴道的位置，並恪守「收緊三、放鬆一」的時間配比規律，不僅能屏除負面情緒和雜念，還讓人更易達到莊子所言的「神凝」與冥想所需的「靜定」。這樣的境界，無負面情緒與多餘念慮的干擾，意識超越形軀的局限，與自然同化，與天地契合，正如東坡所言：「是身如虛空，萬物皆我儲」（〈贈袁陟〉）。

透過不斷練習，你將更易於在日常生活中保持這種靜定的心境，即便並非在刻意進行穴道導引時。這是一種幫助減少負面情緒、培養專注與平和的心靈功夫；是一種強化脊柱與督脈，使人隨時保持中正姿態的體態功夫；也是一種使全身筋絡、肌肉、骨骼減少緊張並更為放鬆的修行。這些功夫能夠長養真氣（瑜伽行者稱之為「充電」〔Energization〕），逐步引導修行者遠離疾病，提升身心能力，邁向更健康強健的境地。

穴道導引能改善身體各部位的運行，並有效緩解失眠，其原理正是這般簡單。

蔡璧名的「穴道導引」從何而來？

談及「穴道導引」的起源，須從我的父親說起。家父是太極拳宗師鄭曼青先生門下二萬餘弟子中唯一練就太極凌空勁的弟子，可謂青出於藍的嫡傳高徒。太極拳是我的家學，而穴道導引則同樣傳承自父親——前者由父親親自教習，後者則是父親為我鋪設的修行之路。

我清楚記得，在父親的修行歲月中，有兩三年時間，他曾完全停止練習太極拳，而專注於如今匯集於《穴道導引》書系中的動作與招式。令人驚奇的是，正是在這兩三年完全停練太極拳的時光裡，他的太極功力不僅沒有退步，反而大幅精進。這似乎說明了一個道理：殊途同歸。

穴道導引與太極拳猶如孿生的兄弟，皆行於追求心靈與身體更為放鬆的道路上。二者相輔相成，彼此助力，共同超越昨日之我，使自身邁向更高的境界，亦如彼此相較又各有精進。

世上的「道」，都是相通的

「道，都是相通的。」父親常說。

無論是心靈層面的「神凝」、「心齋」、「徇耳目內通」、「神宜內斂」，還是身體技術上的強化中心線（如「頂頭懸」、「豎起脊梁」、「尾閭中正」、「腰為纛」）、置重心於單腳（如「不雙重」、「虛實分明」）、以及全身的放鬆（如「形如槁木」、「一舉動周身俱要輕靈」、「柔」、「鬆」），這些看似分屬不同層面的修行，其實並非四件事，也不是三件事，甚至不是兩件事，而只是一件事——讓舒筋、活血、養氣、安神在同一時間得以展開，並恢復身體如大藥般的天然機能。

等你用身體證明，來告訴我一個神奇的故事

穴道導引是一門深具實效的身體技術，能直接作用於人體的重要穴位，導引經脈的通暢。它以循序漸進的方式化解身體的緊繃與糾結，實現舒筋、活血、養氣、安神的效果。這不是一種讓人結束後仍需思考健康關聯的運動，而是清晰指向身心整合的實踐。

更進一步，穴道導引也是一門結合力度與放鬆的運動課程。在鍛鍊中，力度的增強與放鬆的深化相輔相成，練習完成後無需依賴滾筒、球、按摩槍，甚至按摩師的協助，也無需透過額外的拉伸或伸展即可感受全身的放鬆與舒適。

過去專注於穴道的療法，如針灸、艾灸或經絡調理，大多依賴他人之手與外力的介入，借助工具如砭石、針刺或艾條完成。而穴道導引承襲這些傳統智慧，同時創新拓展，完全依靠自身的力量即可進行。無論是豎起脊梁、單腳重心的穩定，還是單一

穴道的收緊與多穴道的累疊出力，這些練習均可隨日積月累而愈發有力，就像透過反覆練習提升手部握力一般。

這門技術為身心強化鋪展了一條自我掌控的路徑。無需等待他人的幫助，只要善用日常的空隙——清晨甦醒後、夜晚入睡前、飯前或飯後，甚至在繁忙的生活中抽出短短一刻鐘，無論是臥、坐還是站，都能開始鍛鍊。

當你規律地習練穴道導引，身體將愈加鬆弛柔韌，氣血通暢，心神安寧。這是一段通往健康與心靈平靜的旅程，那裡，有著無病一身輕的體魄，以及愈發空明靜定的心境，正在遠方等著你邁步前行。

中醫是太早熟的文明，所以朝代與朝代之間，著作與著作之間，就呈現不斷複述的內容、大量類抄襲的傳承文本。而今讀二十歲讀過的書，讀四十歲溫複的書，屆甲子竟幾回讀。從難以聚攏、難以嫻熟、那彷彿散落滿地的餖飣堆砌；直至二〇〇四年仲夏起拜入清御醫傳人、北京四大名醫首席蕭龍友嫡傳之周成清先生門下，漸能梳理出家學與師承之間，可堪執簡御繁的脈落。

孰想時隔廿年再讀，每一穴道下主司之看似距離遙遠、不那麼相關的諸多繁雜病症，卻已成活潑生動如斯、立體井然如斯，本末源流、明晰如此的山川自然。彷彿有巍峨群山，自有一帶澄碧宛轉依傍。[6]

方知愈是根柢深厚、愈是浩瀚無涯之學，一朝你覺得你會了，你的進步就停止了。越了解所學的浩瀚，越覺得自己在浩瀚的邊緣。親愛的父親，我懂了，那萬一。

從家學到師學，從身體技術（body techniques）到古典詮釋中的「穴道」讀，條述如下：

茲將穴道導引工夫所在穴道的穴位、命名由來、主治、劑量等，以及筆者的解讀，條述如下：

6 詳參拙作《鬆柔歌訣——虛實步・頭目搣・詩生活》序文。

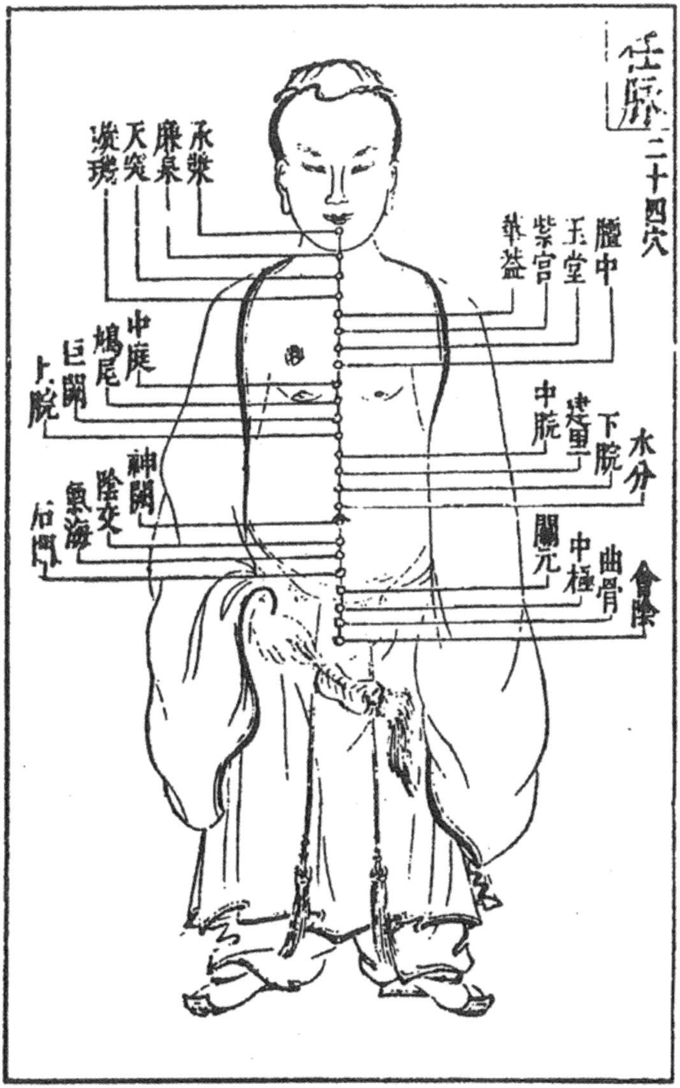

全書古圖出處：《張氏類經圖翼》明・張介賓 著

關元（任脈之四）

穴位	肚臍下三寸（四指幅）的位置。[7]
命名由來	關為閉藏之義；元指元陰、元陽之氣。本穴內應胞宮、精室，為元陰、元陽之氣閉藏之處，故名。「關」有收藏、不外洩之意，「元」則是元神。關元穴是關住、收斂、閉藏元神的地方，元神關住、閉藏為好，不宜向外流洩。這個穴道對於練功的人而言，有特別的意義。[8]
主治	明．楊繼洲《針灸大成》：「主積冷[9]虛乏[10]，臍下絞痛，流入陰中，發作無時，冷氣結塊痛，寒氣入腹痛，失精白濁，溺血七疝，風眩頭痛，轉脬，閉塞，小便不通，黃赤勞熱，石淋[11]五淋，泄利，賁豚（詳見第79頁註釋145）搶心，臍下結血，狀如覆杯，婦人帶下，月經不通，絕嗣不生，胞門閉塞，崩漏下血，產後惡露不止。」[12] 下腹的氣血不通可能導致下腹寒痛，或者小便困難，或者月事延後、不順。過度虛弱還可能發生血崩。太寒甚至可能因氣血瘀滯而導致結塊或腫瘤。有這些症狀或想預防這些症狀的人要趕緊鍛鍊關元穴。[13]
劑量	《大成》：「《素註》針一寸二分，留十呼，灸七壯。又云：針二寸。《銅人》針八分，留三呼，瀉五吸，灸百壯，止三百壯，《明堂》娠婦禁針，若針而落胎，胎多不出，針外崑崙立出。」

7 蔡璧名：《穴道導引：融合莊子、中醫、太極拳、瑜伽的身心放鬆術》（後簡稱《穴道導引》），臺北：天下雜誌，2016年），頁80。蔡璧名：《鬆開的技、道、心：穴道導引應用錦囊》（後簡稱《鬆開的技、道、心》），臺北：天下雜誌，2021年），頁108。

8 《穴道導引》，頁82。《鬆開的技、道、心》，頁110。

9 《黃帝內經．靈樞．百病始生篇》載：「積之始生，得寒乃積，厥乃成積也」。且「血脈凝澀則寒氣上入腸胃」。所以稱為「積冷」。

10 各種虛損病引起的疲乏無力。

11 淋症的一種。其主要症候，為陣發性腰腹絞痛，排尿不暢，有時呈現血尿或尿中雜有砂石。

12 明．楊繼洲：《針灸大成》（後簡稱《大成》），臺北：大中國圖書公司，2002年）。

13 《穴道導引》，頁82。《鬆開的技、道、心》，頁110。

曲骨（任脈之二）

穴位	《大成》：「橫骨[14]上，中極下一寸，毛際陷中，動脈[15]應手，足厥陰任脈之會。」 清．吳謙等編《御纂醫宗金鑑．刺灸心法要訣》：「〈任脈分寸歌〉：『曲骨毛際陷中安。』」[16] 恥骨（位於下腹部的橫向骨頭），其上緣就是曲骨穴。[17]
命名由來	曲骨，指橫骨屈曲處（即耻骨聯合）。本穴正當橫骨中央屈曲處，故名。
主治	《大成》：「主失精，五臟虛弱，虛乏冷極，小腹腫滿，小腹淋澁不通，㿗疝，小腹痛，婦人赤白帶下。」
劑量	《大成》：「《銅人》灸七壯，至七七[18]壯，針二寸。《素註》針三分，留七呼。又云：針一寸。」

14 在此指恥骨，又稱盆骨或下橫骨。

15 在此指腹壁下動脈。

16 清．吳謙等編：《御纂醫宗金鑑．刺灸心法要訣》（後簡稱《心法》），臺北：新文豐出版公司，1985年）。

17 《穴道導引》，頁108。《鬆開的技、道、心》，頁74。

18 即七乘七，為四十九壯之意。

會陰（一名屏翳，任脈之一）

穴位	《大成》：「兩陰[19]間，任督衝三脈所起，督由會陰而行背，任由會陰而行腹，衝由會陰而行足少陰。」 《心法》：「〈任脈分寸歌〉：『任脈會陰兩陰間。』」 在肛門及生殖器間的凹陷處。[20]
命名由來	任脈為陰脈之海，統攝全身諸陰經，本穴為任脈之始穴，陰氣匯聚之處，居前後兩陰之間，故名。
主治	《大成》：「主陰汗[21]，陰頭痛，陰中諸病。前後相引痛，不得大小便，男子陰端[22]寒衝心、竅[23]中熱、皮疼痛、穀道搔癢、久痔相通[24]，女子經水不通，陰門腫痛，卒死者，針一寸補之，溺死者，令人倒拖出水，針補，屎出則活，餘下可針。」
劑量	《大成》：「《銅人》灸三壯，指微禁針。」

19 即前後陰。
20 《穴道導引》，頁234。《鬆開的技、道、心》，頁74。
21 主要指前陰部多汗，甚則延及兩股，多為濕熱下注所致。指陽盛陰衰所致的汗症。
22 此指龜頭。
23 男子尿道。
24 肛門瘻長期不愈而致前後兩陰相通之症。（張縞主編：《針灸大成校釋》（北京：人民衛生出版社，1984年4月），頁946）

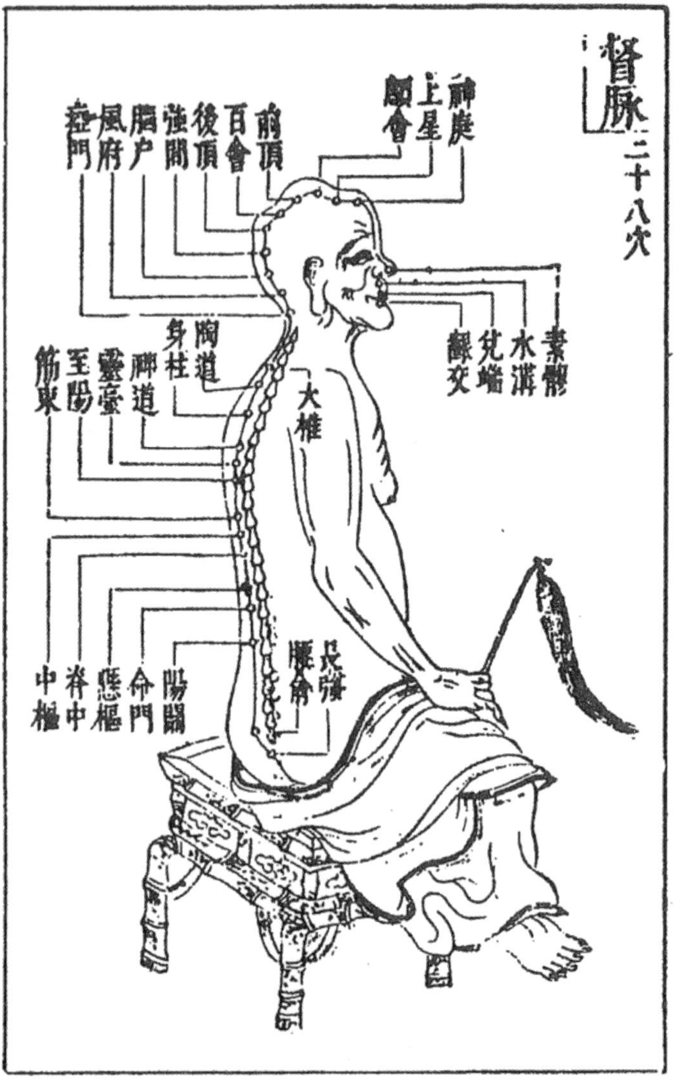
督脈二十八穴
神庭
上星
顖會
前頂
百會
後頂
強間
腦户
風府
瘂門
素髎
水溝
兌端
齦交
陶道
身柱
大椎
神道
靈臺
至陽
筋束
中樞
脊中
懸樞
命門
陽關
長強
腰俞

長強（一名氣之陰郄、一名厥骨，督脈之一）

穴位	《大成》：「脊骶骨端計三分，伏地取之，足少陰少陽之會，督脈絡，別走任脈。」 《心法》：「〈督脈分寸歌〉：『尾閭骨端是長強。』」 在尾椎及肛門間的凹陷處。[25]
命名由來	長強穴在脊骶端，即脊椎尾骶骨處，為督脈別絡。督脈，諸陽脈長，其氣強盛，穴當其處，故名。
主治	《大成》：「主腸風[26]下血，久痔瘻，腰脊痛，狂病，大小便難，頭重，洞泄，五淋，疳蝕下部[27]，小兒顖陷，驚癎瘈瘲，嘔血驚恐，失精，瞻視[28]不正，慎冷食房勞。」 排便非常重要，筆者的恩師北京四大名醫首席蕭龍友先生嫡傳、清御醫傳人周成清中醫師認為排便排不乾淨可能是致癌的原因之一。因為直腸和大腸連結，大腸和小腸連結，直腸、大腸、小腸的分界很難清楚劃分。所以如果該排的沒有排乾淨，其間就可能產生病變。透過經常導引、鍛鍊長強穴，可以避免便祕、排便無力，降低罹病的機率。 長強穴有幫助排便的功能。老人因津液不足導致的便祕，稱為「風秘」；或是尾椎部位經過化療、放療的癌症患者，排便會比較沒有力量。便祕或排便無力的病人想排便時如果按一下長強穴，大便就能較為順利地排出。[29]
劑量	《大成》：「《銅人》針三分。轉針以大痛為度，灸不及針，日灸三十壯，止二百壯。此痔根本。《甲乙》針二分，留七呼。《明堂》灸七壯。」

命門（一名屬累，督脈之四）[30]

穴位	《大成》：「十四椎下，伏而取之。」 《心法》：「〈督脈分寸歌〉：『十六陽關十四命。』」 肚臍對到後背的位置。[31]
命名由來	本穴位於兩腎中間，腎藏精，為生命之根，先天之本；本穴有壯陽益腎的功能，主治腎虛諸証，喻穴為關乎生命之門。
主治	《大成》：「主頭痛如破，身熱如火，汗不出，寒熱痎瘧，腰腹相引，骨蒸五臟熱，小兒發癇，張口搖頭，身反折角弓。」 背後穴道的活絡有很重要的意義。和五臟最密切相關的五臟俞穴，都緊鄰著脊椎，因此脊椎的活絡與否會影響五臟六腑的氣血盛衰，進而影響全身。 除了五臟俞以外，我們的背部還有個非常重要的穴道，那就是命門穴。命門穴之所以得名，是因為這個穴道關乎著生命之門。有生殖才有生命的誕生，命門穴即是與生殖能力關聯密切的穴道。而人的生殖能力又和青春、衰老與否密切相關，因此命門穴也主司人的青春衰老。 當命門穴的氣血不足、流通不順暢，伴隨腎氣虛時，常會耳鳴、腰痠背痛、手腳冰冷。但千萬別以為手腳容易冰冷的人就不會發熱，一旦氣血兩虛，熱起來常身熱如火，難以忍受。男子會有洩精的問題，女子則可能有赤帶或白帶。透過經常導引、鍛鍊命門穴所在部位，可以避免這些問題，讓自己不致走上腎虛一途，更能達到長保青春的效果。[32]
劑量	《大成》：「《銅人》針五分，灸三壯。」

25《穴道導引》，頁234。《鬆開的技、道、心》，頁244。

26 腸風：為痔出血或泛指因臟腑勞損，氣血不調及風冷熱毒搏於大腸所致的便血。此症以便血為主症，故亦稱腸風下血。

27 痔蝕下部：此處之痔，即「痔瘡」，又名「下痔」。因其生於陰部，初起為小瘡，漸即破潰，故曰痔蝕下部。

28 瞻視：仰視叫瞻視，在此為雙目上視。

29《鬆開的技、道、心》，頁247。

30 夾脊（經外之廿二，出自明．張景岳《類經圖翼》），穴位在肩胛骨內側，脊椎骨從頸椎第一節往下算起第十二節，即胸椎第五節。（《穴道導引》，頁114。《鬆開的技、道、心》，頁74。）

31《穴道導引》，頁114。《鬆開的技、道、心》，頁244。

32《穴道導引》，頁116。《鬆開的技、道、心》，頁247-248。

大椎（一名百勞，督脈之十四）

穴位	《大成》：「一椎上，陷者宛宛中，手足三陽督脈之會。」 《心法》：「〈督脈分寸歌〉：『一椎之上大椎穴。』」 將頭低下來，手指沿著後頸頸椎往下摸，會摸到一處突起，大椎穴就在這處突起之下的凹陷中。[33]
命名由來	本穴位於第一胸椎之上，第七頸椎之下。第七頸椎乃為椎骨中最高大者，俗稱第一大椎骨，穴在其下，故名。
主治	《大成》：「主肺脹脇滿，嘔吐上氣，五勞七傷，乏力，溫瘧痎瘧，氣注，背膊拘急，頸項強不得回顧，風勞，食氣骨熱，前板齒燥。仲景曰：太陽與少陽併病，頸項強痛，或眩冒，時如結胸，心下痞硬者，當刺大椎第一間。」
劑量	《大成》：「《銅人》針五分，留三呼，瀉五吸，灸以年為壯。」

33 《穴道導引》，頁114。《鬆開的技、道、心》，頁74。
34 疾言其肉立起，言休立下，指當人激動言急時，風府穴局部的肌肉就呈現緊張狀態，待言罷情緒平復，則恢復如前。
35 《穴道導引》，頁134。《鬆開的技、道、心》，頁128。
36 晏，晚。
37 《鬆開的技、道、心》，頁130。

風府（一名舌根，督脈之十六）

穴位	《大成》：「項後入髮際一寸，大筋內宛宛中，疾言其肉立起，言休立下[34]，足太陽督脈陽維之會。」 《心法》：「〈督脈分寸歌〉：『風府一寸宛中取。』」 手指沿著後頸頸椎往上摸，最凹陷處即為風府穴，約在髮際線處。[35]
命名由來	本穴位於兩側風池之正中，猶統率風穴之衙府，乃風邪所入之府，又為治療風邪為患的要穴。
主治	《大成》：「主中風，舌緩不語，振寒汗出，身重惡寒，頭痛，項急不得回顧，偏風半身不遂，鼻衄，咽喉腫痛，傷寒狂走，欲自殺，目妄視，頭中百病，馬黃黃疸。《瘧論》曰：邪客於風府循膂而下，衛氣一日夜大會於風府，明日日下一節，故其作晏[36]，每至於風府，則腠理開，腠理開則邪氣入，邪氣入則病作，以此日作，稍益晏也。其出於風府，日出一節二十五日，下至骶骨，二十六日入於脊內，故日作益晏也。昔魏武帝患風傷項急，華陀治此穴得效。」 風府穴是外感要進入人體的主要入口，它的氣血活絡了，可以增強免疫力，更能抵禦外感風寒濕熱諸邪侵入人體。除此之外，也可以改善無端的淚目，不悲傷卻掉眼淚，笑也掉眼淚的問題。容易打哈欠的人也能降低哈欠的頻率。[37]
劑量	《大成》：「《銅人》針三分，禁灸，灸之使人失音。《明堂》針四分，留三呼。《素註》針四分。」

百會（一名三陽、一名五會、一名嶺上、一名天滿，督脈之廿）[38]

穴位	《大成》：「前頂後一寸五分，頂中央旋毛中，可容豆，直兩耳尖。性理北溪陳氏曰：略退些了，猶天之極星居北，手足三陽督脈之會。」 頭頂正中央。[39]
命名由來	人以雙足站立，故頭為諸陽之會。本穴在巔頂，為手足三陽、督脈之會，穴既居最高之位，四圍各穴羅布有序，彷彿百脈仰望朝會。[40]
主治	《大成》：「主頭風中風，言語蹇澁，口噤不開，偏風半身不遂，心煩悶，驚悸，健忘，忘前失後，心神恍惚，無心力，痎瘧，脫肛，風癇，青風[41]心風[42]，角弓反張，羊鳴多哭，語言不擇，發時即死，吐沫汗出而嘔，飲酒面赤，腦重鼻塞，頭痛目眩，食無味，百病皆治。虢太子尸厥，扁鵲取三陽五會[43]，有間太子甦。唐高宗頭痛，秦鳴鶴曰：宜刺百會出血。武后曰：豈有至尊頭上出血之理？已而刺之，微出血，立愈。」
劑量	《大成》：「《素註》針二分。《銅人》灸七壯，止七七壯。凡灸頭頂不得過七壯，緣頭頂皮薄，灸不宜多，針二分，得氣即瀉。又《素註》針四分。」

38 印堂（經外之五，出《神農針經》）

穴位	《大成》：「在兩眉中陷中是穴。」兩眉中心。（《穴道導引》，頁234。《鬆開的技、道、心》，頁74。）
主治	《大成》：「治小兒驚風。」 《玉龍經》：「頭風嘔吐眼昏花，穴在神庭刺不差，子女驚風皆可治，印堂刺入艾還加。」
劑量	《大成》：「針一分，灸五壯。」

39 《穴道導引》，頁234。《鬆開的技、道、心》，頁74。

40 民國．焦會元《古法新解會元針灸學》：「百會者，五臟六腑奇經三陽，百脈之所會，故名百會。」

41 青風：為五風內障之一。即青風內障。症見瞳人色淡青，微散大或不大，抱輪（瞳仁周圍）微紅，頭眼脹痛不甚，畏光流泪不明顯，視力漸降，失治可變為綠風（見宋．葆光道人《秘傳眼科龍木論》）。

42 心風：《素問．風論篇》：「以夏丙丁傷於風者為心風……心風之狀，多汗惡風，焦絕，善怒嚇，赤色，病甚則言不可快。」

43 三陽五會：即百會穴之別稱。

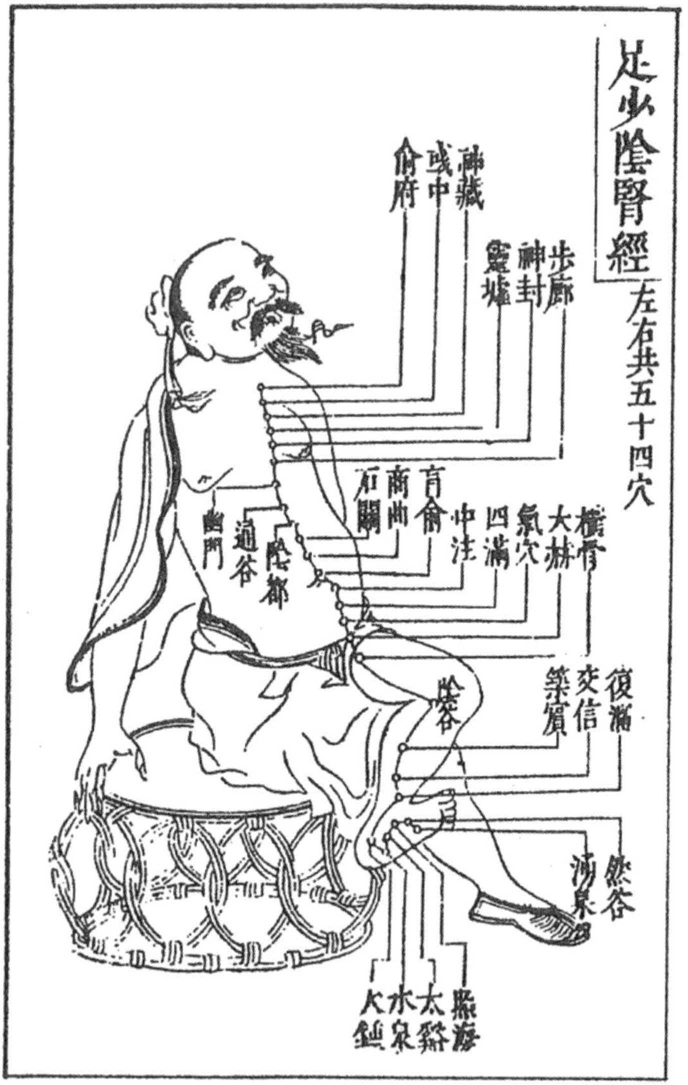
足少陰腎經
左右共五十四穴
腧府
彧中
神藏
靈墟
神封
步廊
石關
商曲
肓俞
幽門
通谷
陰都
中注
四滿
氣穴
大赫
橫骨
陰谷
築賓
交信
復溜
湧泉
然谷
大鍾
水泉
太谿
照海

湧泉（一名地衝，腎經之一）

穴位	《大成》：「足心陷中，屈足捲指宛宛中，白肉際，跪取之，足少陰腎水所出為井木，實則瀉之。」 《心法》：「〈腎經分寸歌〉：『足掌心中是湧泉。』」 當取穴位在足二、三趾趾縫與足跟連一線的前三分之一與後三分之二交點上，仰臥或俯臥位取之。看看你的腳底，想像一條中心線從腳的食指和中指指縫連到腳跟中心點，再畫兩條平行線將中心線分成三等分，離腳趾較近的交點就是湧泉穴。[44]
命名由來	本穴位於足底，居人身最低位，屬足少陰經「所出為井」，如水之尖頂故名。 人體最低的穴道，就是腳底的湧泉穴，是足少陰腎經的起點，像一口井。古代醫書中說它如「水之尖頭」，是如泉水的尖端、尖頂，如泉水湧出的地方。對鍊氣的人而言，湧泉穴的重要性在於當鍊到一定火候，充盈於足底的氣將勢如泉湧。尤其腳踩踏在泥土地時，會感覺腳底的氣透過湧泉穴進入土裏，日益深厚，所謂「入土三分」。[45]

主治	《大成》：「主尸厥而黑如炭色，欬吐有血，渴而喘，坐欲起，目䀮䀮無所見，善恐惕惕，如人將捕之，舌乾咽腫，上氣嗌乾[46]，煩心，心痛，黃疸，腸澼[47]，股內後廉痛痿厥，嗜臥善悲欠，小腸急痛，泄而下重，足脛寒而逆，腰痛，大便難，心中結熱，風疹[48]，風癇心病，飢不嗜食，咳嗽身熱，喉閉舌急，失音，卒心痛，喉痺，胸脇滿悶，頸痛目眩，五指端盡痛，足不踐地，足不熱，男子如蠱[49]，女子如娠，婦人無子，轉胞[50]不得尿。《千金翼》云：主喜喘，脊脇相引，忽忽喜忘，陰痺[51]腹脹，腰痛，不欲食，喘逆，足下冷至膝，咽中痛，不可納食，瘖不能言，小便不利，小腹痛，風入腸中，癲病，使臍痛，鼻衄不止，五疝[52]熱病，先腰痠，喜渴，數引飲，身項痛而寒且痠，足熱，不欲言，頭痛癲癲然[53]，少氣，寒厥，霍亂轉筋，腎積賁豚，漢濟北王阿母，病患熱厥，足熱，淳于意刺足心，立愈。」 容易嗜睡的人、就算睡了很久還是常常覺得睡不飽的人；腳很容易痠的人、秋冬腳容易冰冷的人；尿量不多、小便無力、常跑廁所的人；因為津液不足而容易便祕的人；食量小的人；因為脾胃不健康而容易拉肚子的人；喉嚨易乾的人；常常憂鬱的人。藉由鍛鍊湧泉穴可以減輕、消除這些煩惱，除了改善睡眠品質，還能改善腸胃進而消除小腹。 而這些症狀是怎麼來的呢？可能是因為常常熬夜、晚上趕路、房勞過度，或是受到嚴重驚嚇所致。除了透過湧泉穴的收緊放鬆練習來消除這些症狀，建議也要審視改變自己的生活作息，才能從根本改善。[54]
劑量	《大成》：「《銅人》針五分，無令出血，灸三壯。《明堂》灸不及針。《素註》針三分，留三呼。」

44 《穴道導引》，頁69。《鬆開的技、道、心》，頁90。

45 《穴道導引》，頁71。《鬆開的技、道、心》，頁93。

46 嗌乾：《甲乙經》「嗌」作「咽」；「嗌乾」即咽乾。《素問．血氣形志篇》：「形苦，志苦，病生於咽嗌，治之以百藥。」

47 腸澼：澼，漂洗。腸澼是形容患者或腸內積滯、或食穀不化，導致腸間有水，而有垢膩黏滑似涕的液體自腸排出。

48 病名。潛伏期二至四星期，流行期為春夏之間。主要症狀是發燒出疹及耳後、後腦、頸部的淋巴結腫脹，數天後症狀即消失。

49 男子如蠱：指男子房勞病証。

50 轉胞：出自《金匱》。指臍下急痛為主症的小便不通，多由強忍小便或由孕婦胎滿擠壓膀胱所致。

51 陰痺：《黃帝內經．靈樞．五邪篇》：「邪在腎，則病骨痛陰痺。」陰寒之痺。

52 五疝：《巢氏病源》作面疝、血疝、陰疝、妒疝、氣疝，合為五疝。

53 癲癲然：形容精神抑鬱，表情淡漠，哭笑無常，言語錯亂的狀態。

54 《穴道導引》，頁71。《鬆開的技、道、心》，頁93。

照海（腎經之六）

穴位	《大成》：「足內踝下四分，前後有筋，上有踝骨，下有軟骨，其穴居中，陰蹻（詳見第89頁註釋178）脈所生。」 《心法》：「〈腎經分寸歌〉：『照海踝下四分真。』」 內腳踝突出來的骨頭，最凸的地方是內踝的「踝尖」，手指摸著踝尖往腳底板的方向滑動，會滑進一個小小的凹陷，那裡便是照海穴。[55]
命名由來	照即光照，海為百川所歸。陰蹻脈發生於本穴，腎氣歸聚似海，故名。 「照」有光照的意思、「海」是百川所歸，我們的氣血流通至此處匯成大海。照海穴是腎經的穴道，而流通於腎經中的腎氣是我們的先天之氣，腎氣的活絡情形關係著人的年輕衰老。因此一旦流經照海穴的氣血變得衰弱，將會大幅影響身體健康和精神狀況。[56]
主治	《大成》：「主咽乾，心悲不樂，四肢懈惰，久瘧，卒疝，嘔吐嗜臥，大風默默，不知所痛，視如見星，小腹痛，婦女經逆，四肢淫濼，陰暴跳起[57]、或癢、漉[58]清汁，小腹偏痛淋，陰挺出，月水不調。」 活絡、強化照海穴，能讓人青春永駐。因為腎氣不活絡或衰弱所導致的四肢懈惰，不太容易站好、坐直，或總在早起拉肚子，或者突然疝氣，還有老人家受到風邪外感造成的便祕，抑或小腹疼痛、月事不調，包括月經來臨前的上火現象（如：冒痘痘、牙齦充血、眼白充血等），中醫稱為「經逆」。以及性衝動不斷、夜間發作的癲癇、半身不遂。透過鍛鍊照海穴都可以得到改善，心情也可以變得更好。[59]
劑量	《大成》：「《素註》針四分，留六呼，灸三壯。《銅人》針三分，灸七壯。《明堂》灸三壯。」

55 《穴道導引》，頁171。《鬆開的技、道、心》，頁94。

56 《穴道導引》，頁173。《鬆開的技、道、心》，頁96。

57 即性慾強烈衝動，陰莖勃起之意。

58 水慢慢地下滲。

59 《穴道導引》，頁173。《鬆開的技、道、心》，頁96。

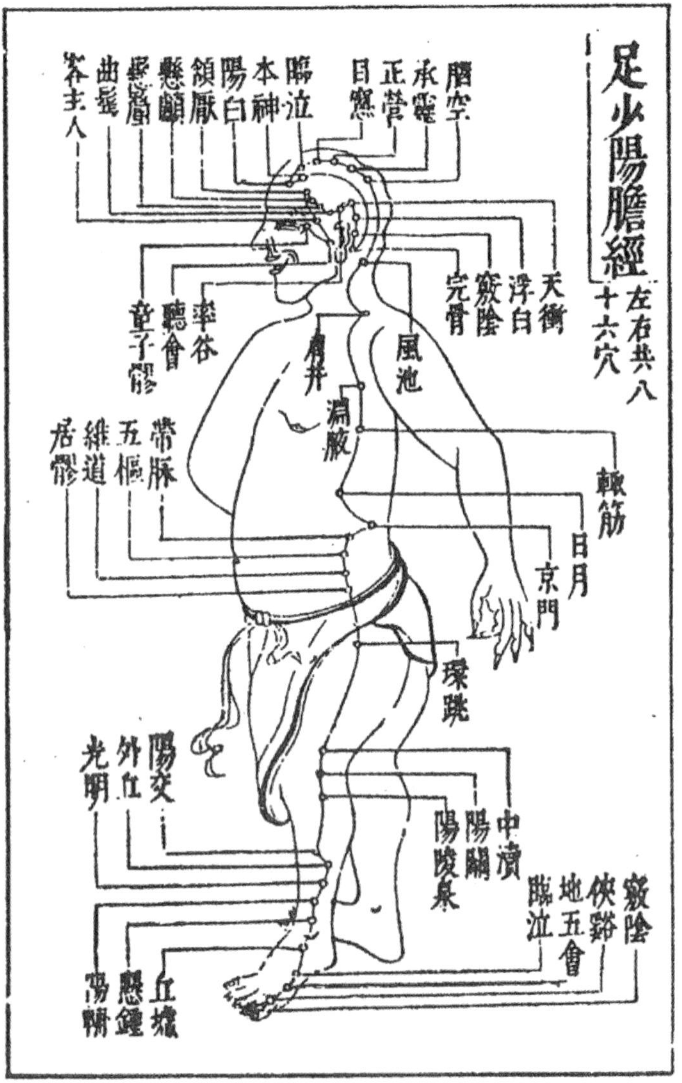
足少陽膽經
左右共八十六穴
腦空
承靈
正營
目窗
臨泣
本神
陽白
頷厭
懸顱
懸釐
曲鬢
客主人
天衝
浮白
竅陰
完骨
率谷
聽會
童子髎
肩井
風池
淵腋
輒筋
帶脉
五樞
維道
居髎
日月
京門
環跳
陽交
外丘
光明
中瀆
陽關
陽陵泉
竅陰
俠谿
地五會
臨泣
丘墟
懸鐘
陽輔

丘墟（膽經之四十）

穴位	《大成》：「足外踝下，從前陷中骨縫中，足少陽所過為原，膽虛實皆拔之。」 《心法》：「〈膽經分寸歌〉：『丘墟踝前陷中取。』」 外腳踝踝尖，稍微往下、往前滑，會滑入一個小小的凹陷，那裡便是丘墟穴。簡單來說，就是相對於照海穴在腳踝外側的穴道。[60]
命名由來	丘之大者曰墟，有升高之意。 我們的腳踝就像一座山丘，而古人又稱丘為墟，所以這個穴道被稱為丘墟穴。[61]
主治	《大成》：「主胸脇滿痛，不得息，久瘧振寒，腋下腫，痿厥坐不能起，髀樞中痛，目生翳膜，腿胻痠，轉筋卒疝[62]，小腹堅，寒熱頸腫，腰胯痛，太息。」 腰腿痠痛，包括了腰胯痛以及小腿前側足脛骨上半段會痠，還有容易抽筋的人，時常哀聲嘆氣或患有眼翳的人，鍛鍊丘墟穴都能得到改善。[63]
劑量	《大成》：「《銅人》灸三壯，《素註》，針五分，留七呼。」

60 《穴道導引》，頁171。《鬆開的技、道、心》，頁94。
61 《穴道導引》，頁173。《鬆開的技、道、心》，頁96。
62 即突然發作之疝症。
63 《穴道導引》，頁173。《鬆開的技、道、心》，頁96。

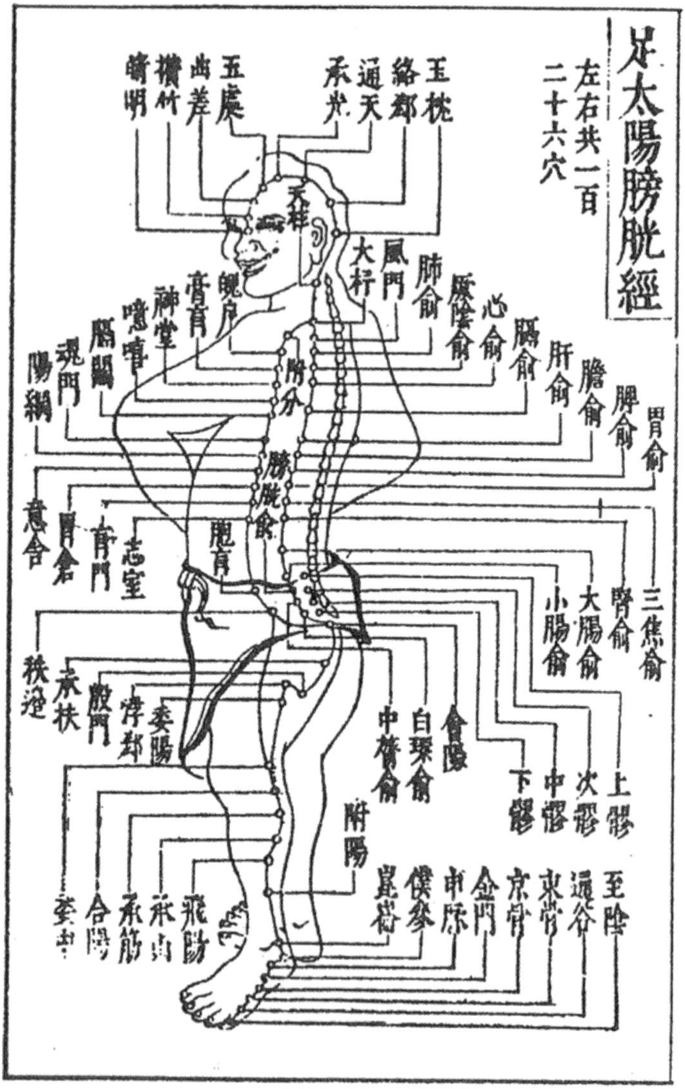
足太陽膀胱經
左右共一百二十六穴
玉枕
絡郤
通天
承光
五處
曲差
攢竹
睛明
天柱
大杼
風門
肺俞
厥陰俞
心俞
膈俞
肝俞
膽俞
脾俞
胃俞
魄戶
膏肓
神堂
譩譆
膈關
魂門
陽綱
附分
膀胱俞
意舍
胃倉
肓門
志室
胞肓
三焦俞
腎俞
大腸俞
小腸俞
秩邊
承扶
殷門
浮郄
委陽
中膂俞
白環俞
會陽
下髎
中髎
次髎
上髎
附陽
委中
合陽
承筋
承山
飛陽
崑崙
僕參
申脈
金門
京骨
束骨
通谷
至陰

承筋（一名腨腸、一名直腸，膀胱經之五十六）

穴位	《大成》：「腨腸中央陷中，脛後從腳跟上七寸。（腨音善）」 《心法》：「〈膀胱經分寸歌〉：『承筋腳跟上七寸，穴在腨腸之中央。』」 摸摸你的小腿肚，肉最多那一處的中心點，便是承筋穴。注意是在小腿肚的中心，而不是小腿的中心。[64]
命名由來	本穴位於腓腸肌肌腹中央，正當太陽經筋所在，以及其分支所結之處，具有承受腰背筋脈之力，故名。 承筋穴的意思，就是「承」受腰和脊背「筋」脈之力的地方，承受著整個腰背的筋力與氣血，因此鍛鍊承筋穴是非常重要的。[65]
主治	《大成》：「主腰背拘急、大便秘、腋腫痔瘡、脛痺不仁、腨痠、腳急跟痛、腰痛、鼻鼽衄、霍亂轉筋。」 在秋冬之際、天氣轉冷的時候，容易腳麻、腳痠、腰痛、背痛、抽筋，或起床時踏在地板上覺得腳跟痛，都能透過鍛鍊承筋穴得到改善。[66]
劑量	《大成》：「《銅人》灸三壯，禁針。」

64 《穴道導引》，頁72。《鬆開的技、道、心》，頁97。
65 《穴道導引》，頁73。《鬆開的技、道、心》，頁99。
66 《穴道導引》，頁73。《鬆開的技、道、心》，頁99。

委中（一名血郄，膀胱經之五十四）

穴位	《大成》：「膕中央約紋，動脈陷中，令人面挺伏地，臥取之，足太陽膀胱脈所入。」 《心法》：「〈膀胱經分寸歌〉：『委中膝膕約紋裡。』」 委中穴位於膝蓋後方的正中央，按下去時約略可以感覺到有動脈在跳動。[67]
命名由來	委中者，委寄於膕中之中央，故名。 膝蓋後側，腿彎曲時會形成一個凹窩，這個地方叫作「膕」。這個穴道「委」託在膝蓋後方膕的正「中」央，所以叫「委中」。[68]
主治	《大成》：「主膝痛、及拇指腰俠脊沉沉然、遺溺、腰重不能舉、小腹堅、滿體風痺、髀樞痛、可出血、痼疹皆愈。傷寒四肢熱，熱病汗不出，取其經血立愈；委中者，血郄也。大風髮眉墮落，刺之出血。」 熱病感冒發熱卻無法流汗，需要放血時，經常以扎針此穴的方法來治療，效果顯著。老人家膝蓋疼痛，爬樓梯吃力，按摩委中穴也非常有效。 委中穴是上身與大腿氣血匯流之處，久坐往往造成此處氣血不通，使得膝痛、髖關節痛或腰重得抬不起來，還有小腹虛寒、甚至摸起來硬硬的，這些時候更應加強鍛鍊委中穴。[69]
劑量	《大成》：「《素》註：針五分，留七呼。《銅人》針八分，留三呼，瀉七吸。《甲乙》針五分，禁灸。」

67 《穴道導引》，頁176。《鬆開的技、道、心》，頁99。
68 《穴道導引》，頁178。《鬆開的技、道、心》，頁100。
69 《穴道導引》，頁178。《鬆開的技、道、心》，頁100。

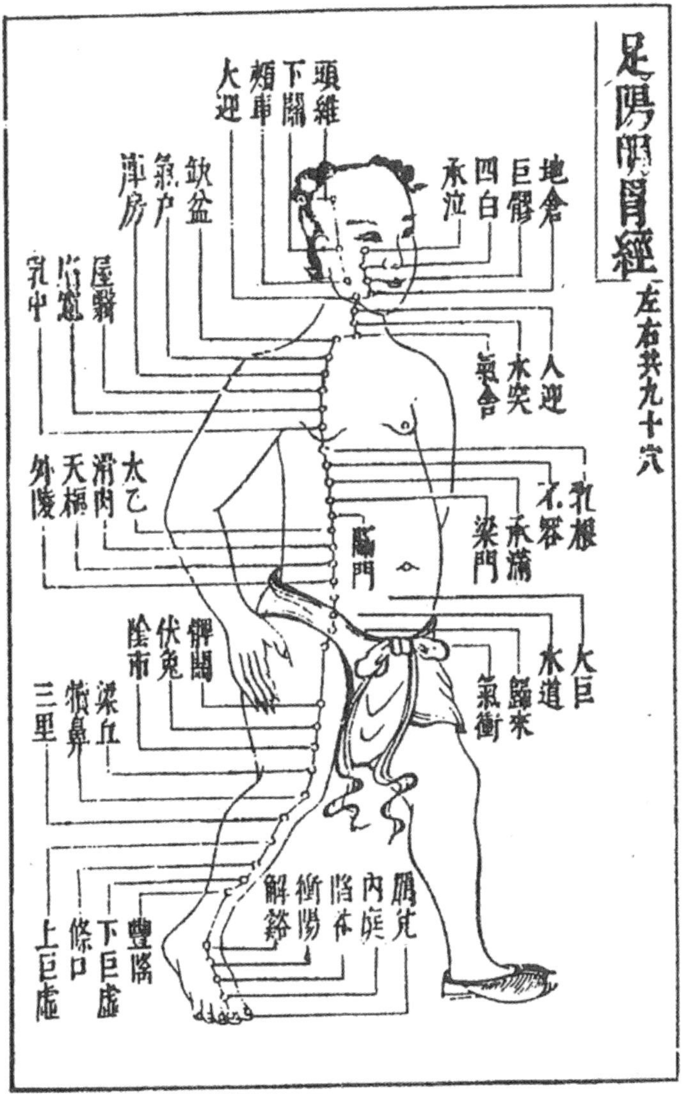
足陽明胃經
左右共九十穴
頭維
下關
頰車
大迎
地倉
巨髎
四白
承泣
缺盆
氣戶
庫房
屋翳
膺窗
乳中
人迎
水突
氣舍
乳根
不容
承滿
梁門
關門
太乙
滑肉
天樞
外陵
大巨
水道
歸來
氣衝
髀關
伏兔
陰市
梁丘
犢鼻
三里
厲兌
內庭
陷谷
衝陽
解谿
豐隆
下巨虛
條口
上巨虛

伏兔（胃經之卅二）

穴位	《大成》：「膝上六寸起肉，正跪坐而取之。以左右各三指按捺，上有肉起，如兔之狀，因以此名。《此事難知》：定癰疽死地分有，伏兔居一。劉宗厚[70]曰：脈絡所會也。」 《心法》：「〈胃經分寸歌〉：『伏兔髀下六寸是。』」 伏兔穴在大腿前側肌肉的正中心。[71]
命名由來	伏，潛伏之意；大腿前隆起的股直肌，形似伏兔，穴當其上，故名。 古人覺得大腿前側肌肉就像一隻趴著的兔子，伏兔穴就在這隻兔子的肌肉最豐厚之處，因此取這個名字。[72]
主治	《大成》：「主膝冷不得溫、風勞[73]痺逆、狂邪[74]、手攣縮、身癮疹、腹脹少氣、頭重腳氣、婦人八部諸疾[75]。」 感覺膝蓋發冷，或者肚子總覺得脹脹的，又或者感冒了很久，多數症狀都消失得差不多了，卻仍時常吐出稀如口水的痰，一直無法全好。這類症狀中醫稱為「勞風」，容易發生在腎虛的人身上，鍛鍊伏兔穴可以改善。 此外，伏兔穴對於婦女的許多病症很有幫助，如月經不順、月經不止、崩漏、易下白帶、女性外陰部長東西、胸部有硬塊（嚴重的就是腫瘤）。或者孕婦容易有的水腫、腳氣問題，鍛鍊伏兔穴亦能獲得改善。[76]
劑量	《大成》：「《銅人》針五分，禁灸。」

70 名純。明代咸寧縣人，著有《醫學小經》、《壽親養老補遺》、《傷寒治例》等書。（《針灸大成校釋》，頁766）

71 《穴道導引》，頁74。《鬆開的技、道、心》，頁101。

72 《穴道導引》，頁76。《鬆開的技、道、心》，頁104。

73 《黃帝內經．素問．評熱病論》：「帝曰：勞風為病何如？岐伯曰：勞風法在肺下，其為病也，使人強上，瞑視，唾出若涕，惡風而振寒，此為勞風之病。」

74 神志病發於外者為狂。

75 指外陰部、乳疾、妊娠期有關疾病的胎病、產後疾病、崩漏、帶下、月經病、癥瘕等。

76 《穴道導引》，頁76。《鬆開的技、道、心》，頁104。

殷門（膀胱經之五十一）

穴位	《大成》：「浮郄下三寸。」 《心法》：「〈膀胱經分寸歌〉：『承扶臀下股上約，下行六寸是殷門。』」 殷門穴在大腿後側肌肉最豐厚的中心。[77]
命名由來	殷有居中、豐厚之義，本穴位於股後肌肉豐滿處的正中，具有化淤散結的通散功能，故名。 「殷」有盛大豐厚的意思，若說到全身上下最碩大有力的肌肉群，非大腿莫屬，這個穴道正位於肌肉豐滿、氣血往來的要道，又具有化瘀散結的功效，像是能打開門路，因此有了「殷門」這個名字。[78]
主治	《大成》：「主腰脊不可俛仰舉重、惡血泄注[79]、外股腫。」 有的人平時比較少活動，堆積了不少瘀滯在體內，因此排便帶血。透過鍛鍊能夠化瘀散結的殷門穴，將有助於改善便血的狀況。或是有的人彎腰時會不舒服或疼痛、感覺僵硬，甚至連普通的彎腰和後仰對他而言都是難以完成的動作，透過鍛鍊殷門穴也能改善腰脊的狀況。[80]
劑量	《大成》：「《銅人》針七分。」

77 《穴道導引》，頁74。《鬆開的技、道、心》，頁101。
78 《穴道導引》，頁76。《鬆開的技、道、心》，頁105。
79 惡血泄注：指泄水樣便，便中帶血。
80 《穴道導引》，頁76。《鬆開的技、道、心》，頁105。

秩邊（膀胱經之四十九）

穴位	兩片臀部各自肌肉豐厚處的中心，即是秩邊穴。[81]
命名由來	秩，序次；邊，有旁、遠之意。秩邊是太陽經背部諸穴依秩序次第排列，位於最下邊際處，故名。人體背部沿著脊椎兩側有經脈叫「足太陽膀胱經」，膀胱經的穴道都很有「秩」序、很整齊地排列在脊椎兩側，而秩邊穴就在這列穴道隊伍的最遠、最末、最「邊」上的穴位，所以叫「秩邊」。[82]
主治	《大成》：「主五痔發腫、小便赤、腰痛。」 如果你身邊有久坐少動，使得臀部氣血不流通而患有痔瘡的朋友，趕緊教他如何活絡秩邊穴。此外，鍛鍊秩邊穴對改善腰痛也很有效。[83]
劑量	《大成》：「《銅人》針五分。《明堂》灸三壯，針三分。」

81 《穴道導引》，頁78。《鬆開的技、道、心》，頁105。
82 《穴道導引》，頁79。《鬆開的技、道、心》，頁107。
83 《穴道導引》，頁79。《鬆開的技、道、心》，頁107。

神闕（一名氣舍，任脈之八）

穴位

《大成》：「當臍中。」

《心法》：「〈任脈分寸歌〉：『臍之中央即神闕。』」

肚臍的位置，就是神闕穴。[84]

命名由來

神，指元神；闕，有缺空之意。本穴正當臍中，臍為臍帶脫落處結疤後的下陷之窩，胎兒靠臍帶轉輸母體氣血而生長，故臍可謂先天元神出入之道。其處凹陷空缺，故名。

神，指的是人先天的元神。在我們還是胎兒的時候，身體透過臍帶和母親相連。當新生兒呱呱墜地，剪斷了臍帶，原本和母體相連的元神在此與母親告別，從此獨立生活的身上留下了一個可資紀念的缺口，稱作神闕穴。[85]

主治

《大成》：「主中風不省人事，腹中虛冷，臟腑泄利不止，水腫鼓脹，腸鳴狀如流水聲，腹痛繞臍，小兒奶利[86]不絕，脫肛，風癇，角弓反張。徐平仲中風不甦，桃源簿為灸臍中百壯始甦，不起，再灸百壯。」

有的人消化不良、食量小、容易脹氣，而且吃飽了就愛睏；有的人餐後許久肚子還是覺得飽脹。有這些狀況代表這個人新陳代謝率較差，由於吃下去的營養，較長時間停滯、聚集在脾胃處，屯積在腰腹，無法順利輸送到四肢，因此不論胖瘦，慢慢地會變成中廣身材，腰部都較為肥胖。

有的人容易拉肚子，有的肚子會咕嚕咕嚕叫，或是如流水聲。腹部摸起來冰涼、時而疼痛，是脾胃虛寒、氣血不足的人常有的現象。更嚴重的中醫稱之為寒水之症，這樣的人年紀稍長就可能會脫肛。

	另一方面，胃腸吸收的營養如果無法輸佈至全身，不僅會手腳冰冷，還會因胃腸穢氣薰蒸，或者氣血供應不足，而影響位於脾胃上方的肺，也會使得人顯得衰老，甚至與中風、不孕也有很大的關係。歷史上有一個著名醫案，就是透過幫中風的病人灸神闕穴，治癒了中風的不省人事。[87]
劑量	《大成》：「《素註》禁針，針之使人臍中惡瘍潰，屎出者死，灸三壯。《銅人》灸百壯。」

84 《穴道導引》，頁80。《鬆開的技、道、心》，頁108。
85 《穴道導引》，頁83。《鬆開的技、道、心》，頁110。
86 指小兒哺乳期腹瀉。
87 《穴道導引》，頁83。《鬆開的技、道、心》，頁110。

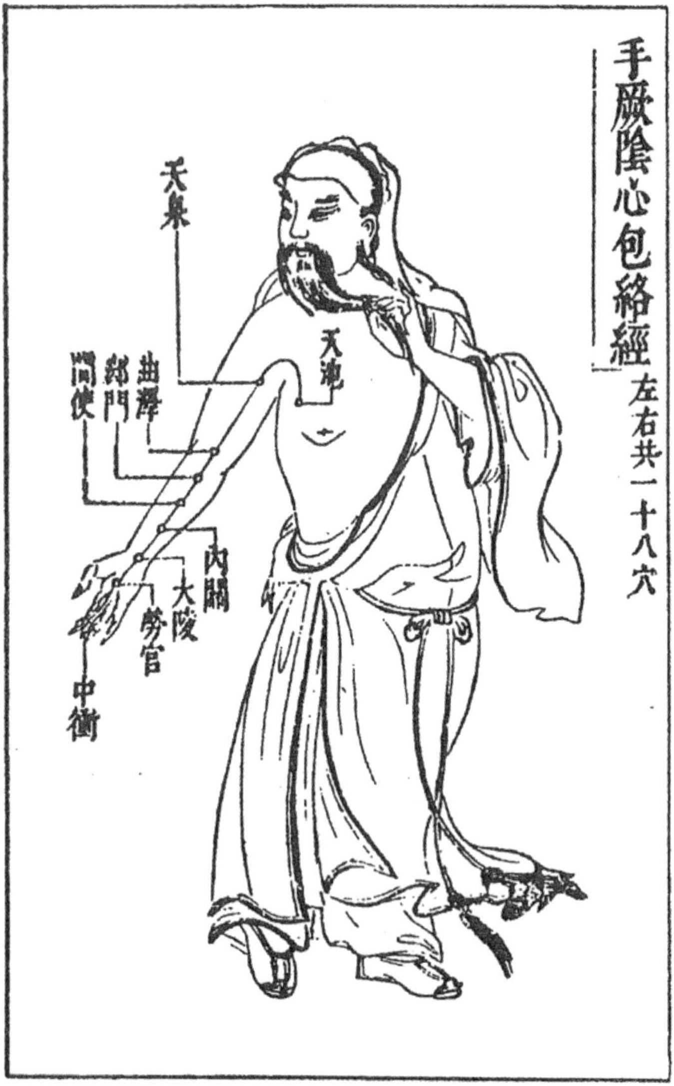
手厥陰心包絡經
左右共一十八穴
天泉
天池
曲澤
郄門
間使
內關
大陵
勞宮
中衝

勞宮（一名五里、一名掌中，心包經之八）

穴位	《大成》：「掌中央動脈，《銅人》屈無名指取之，《資生》屈中指取之。滑氏云：以今觀之，屈中指無名指兩者之間，取之為允。」 《心法》：「〈心包絡經分寸歌〉：『勞宮屈拳名指取。』」 手掌心的正中央，就是勞宮穴。握拳的時候，中指與無名指稍稍用點力，在掌心上留下點指痕，這兩個指痕的中心點，就是勞宮穴所在。[88]
命名由來	勞指勞作；宮即中宮。 「宮」有宮殿、中心的意思，位於掌心的穴道就叫「勞宮穴」。不管用手抓握、拿取或寫字、敲鍵盤都需用到五指的力量，而這些「勞」力都由勞宮穴承受，可說非常地辛勞。[89]
主治	《大成》：「主中風，善怒，非笑不休，手痺熱病，數日汗不出，怵惕脇痛，不可轉側，大小便血，衄血不止，氣逆嘔噦，煩渴，飲食不下，大小人口中腥臭，口瘡，胸脇支滿，黃疸目黃，小兒齦爛。」 勞宮穴是心包經的穴道，這條經絡所司臟腑是比較容易上火的，我們總聽人家說心火。到底什麼樣的情況是有心火呢？有心火的人容易煩、生氣，也容易覺得悲傷或興奮大笑，情緒起伏比較大。甚至可能感到靠近心口的胸脅部位（也就是肋骨兩側），有脹滿或疼痛的感覺。心火的症狀也可以透過口、鼻來感受，像是口渴、口臭、口腔長瘡或牙齦浮腫；嚴重一點的可能會流鼻血、大小便出血等等。活絡勞宮穴能夠降心火，緩解以上症狀。[90]
劑量	《大成》：「《素註》針三分，留六呼。《銅人》灸三壯，《明堂》針二分，得氣即瀉只一度，針過兩度，令人虛，禁灸，灸令人息肉日加。」

郄門（心包經之四）

穴位	《大成》：「掌後去腕五寸，手厥陰心包絡脈郄。」 《心法》：「〈心包絡經分寸歌〉：『郄門去腕後五寸。』」 手掌下方有幾道橫紋，這是腕橫紋。手臂微微用力，手腕橫紋處可見兩條隱隱突起的肌腱。沿著肌腱間隙，由腕橫紋向手臂的方向延伸五寸（四指幅＋兩個拇指寬）的位置，就是郄（讀音「隙」）門穴。[91]
命名由來	郄與隙同。兩筋相夾，分肉相對，如門之狀，故名。 「郄」這個字讀音「隙」，和「隙」是同樣的意思，指的是筋肉、骨頭的空隙。因為此穴道在下手臂的兩條肌腱之間，也在尺骨和橈骨之間，所以叫「郄門穴」。[92]
主治	《大成》：「主嘔血衄血，心痛，嘔噦，驚恐畏人，神氣不足。」 郄門穴是心包經的穴道。有的人會覺得心口痛，或容易驚恐、神氣不足；或流鼻血，甚至吐出血來；或嘔吐、乾嘔；或久痔不癒，都可以透過郄門穴來改善。[93]
劑量	《大成》：「《銅人》針三分，灸五壯。」

88 《穴道導引》，頁182。《鬆開的技、道、心》，頁480。
89 《穴道導引》，頁184。《鬆開的技、道、心》，頁485。
90 《穴道導引》，頁184。《鬆開的技、道、心》，頁485。
91 《穴道導引》，頁86。《鬆開的技、道、心》，頁114。
92 《穴道導引》，頁87。《鬆開的技、道、心》，頁115。
93 《穴道導引》，頁87。《鬆開的技、道、心》，頁115。

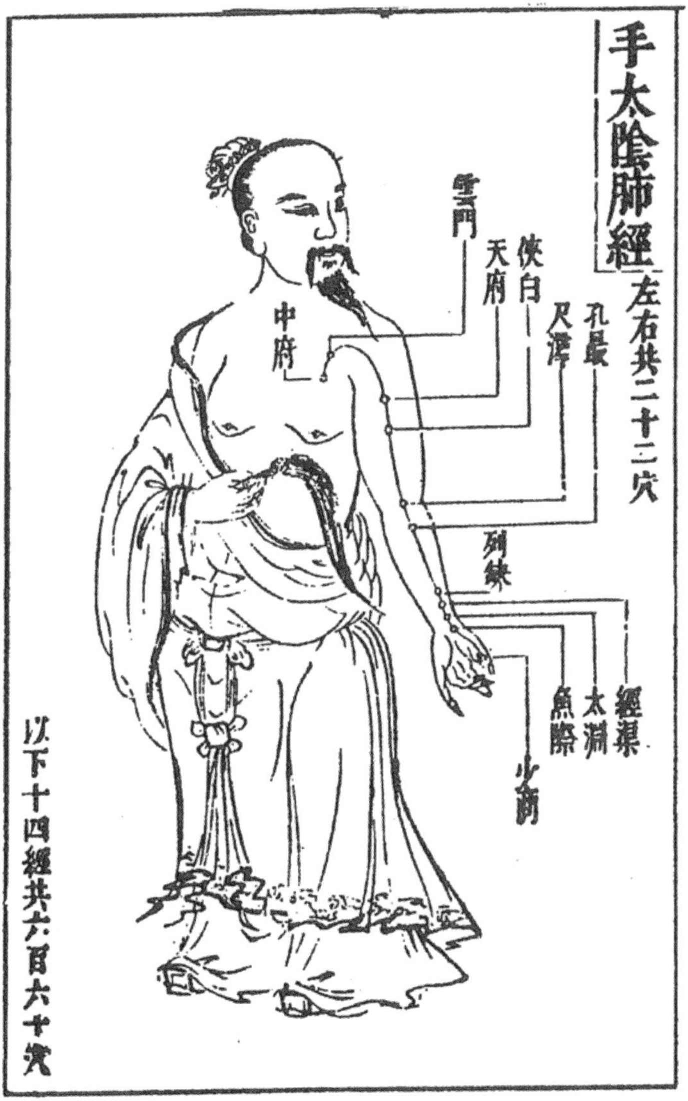
手太陰肺經
左右共二十二穴
雲門
天府
俠白
中府
尺澤
孔最
列缺
經渠
太淵
魚際
少商
以下十四經共六百六十穴

俠白（肺經之四）

穴位	《大成》：「去肘五寸動脈中。」 《心法》：「〈肺經分寸歌〉：『俠白肘上五寸主。』」 約紋（肘橫紋）上去五寸動脈中，俠白穴也。 將手肘彎曲，從手肘內側橫紋中央往肩膀方向五寸（四指幅＋兩個拇指寬）的位置，就是俠白穴。[94]
命名由來	
主治	《大成》：「主心痛、短氣、乾嘔逆、煩滿。」 俠白穴是主司肺經的穴道，能改善短氣（喘不過氣）、胸脹的症狀。肺的位置與心相當靠近，心、肺的問題中醫時而是一起處理的，因此俠白穴同時能改善心、肺相關的病症，像是心口痛、心臟無力，或容易煩懣等問題，另外對胃氣上逆導致的打嗝、乾嘔、煩滿（肚子覺得脹脹的）也有治療效果。[95]
劑量	《大成》：「針三分，灸五壯。」

94 《穴道導引》，頁88。《鬆開的技、道、心》，頁116。

95 《穴道導引》，頁90。《鬆開的技、道、心》，頁117。

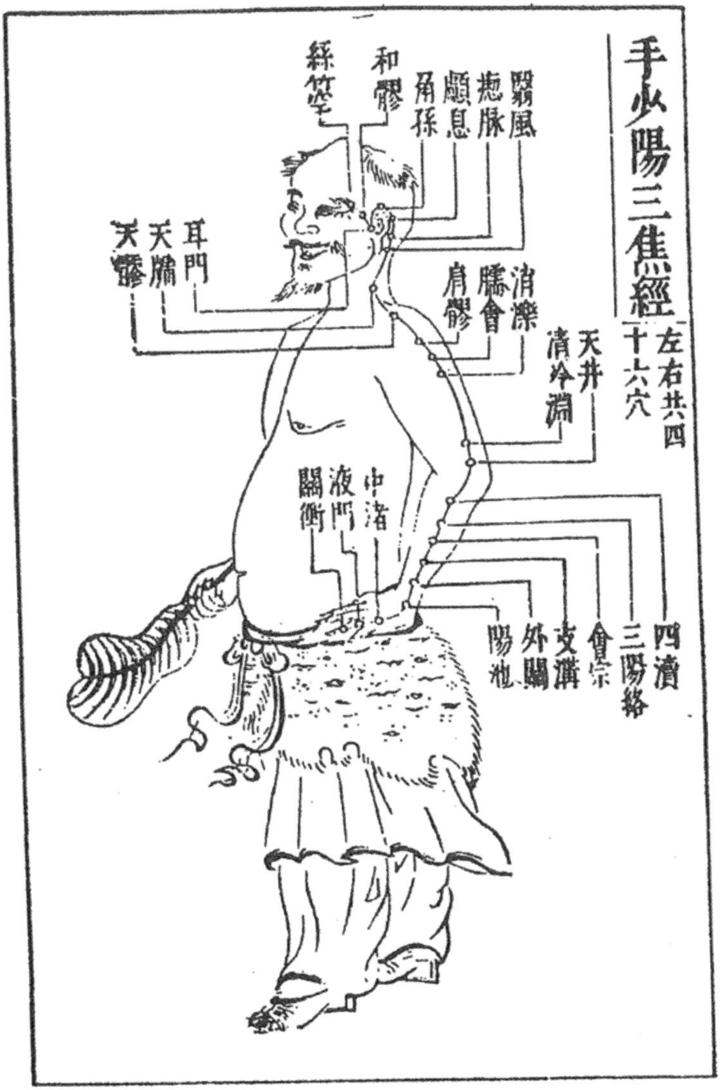
手少陽三焦經
左右共四十六穴
翳風
瘈脈
顱息
角孫
和髎
絲竹空
耳門
天牖
天髎
消濼
臑會
肩髎
天井
清冷淵
中渚
液門
關衝
四瀆
三陽絡
會宗
支溝
外關
陽池

消濼（三焦經之十二）

穴位	消濼穴則位於上手臂外側，三頭肌（俗稱掰掰袖）的中央凹陷處。為了找消濼穴，我們可以先找出肩髃（讀音「於」）穴、肩髎（讀音「瞭」）穴、天井穴等三個穴道，就能更精準地找到消濼穴。 ①首先手臂向身側平展伸出，在肩膀和上手臂相接處，可以摸到一處凹陷，這是「肩髃穴」。 ②摸著肩髃穴，將手臂向斜上方舉高，在肩髃穴後方大概一寸（拇指寬）的地方，可以摸到另一處凹陷，這是「肩髎穴」。 ③把手肘彎曲起來，手肘最突出的地方叫作肘尖，從肘尖往上約一寸有一處凹陷，這是「天井穴」。天井穴和肩髎穴連線的中點，就是消濼穴。[96]
命名由來	消濼，言水可注處也。三焦火府，池渚溝瀆井，皆水稱也。火府而有水稱，以經脈之流注，故名。「濼」，是「水可以流向、注入的地方」。[97]
主治	《大成》：「主風痺，頸項強急腫痛，寒熱頭痛，癲疾。」 因感冒引起的頭痛、脖子僵，或體內有水、寒、濕留駐的人，透過導引、按摩消濼穴可得到很有效的改善。或者抹一點按摩油，拿根湯匙反覆用刮的方式按摩消濼穴，對治療水分代謝不良也有顯著療效。[98]
劑量	《大成》：「《銅人》針一分，灸三壯，《明堂》針六分。《素註》，針五分。」

96 《穴道導引》，頁88-90。《鬆開的技、道、心》，頁116、118-121。
97 《鬆開的技、道、心》，頁117。
98 《鬆開的技、道、心》，頁117。

乳中（胃經之十七）

穴位	《大成》：「當乳中是。」 乳頭的位置，就是乳中穴。[99]
命名由來	本穴正當乳頭正中，故名。
主治	《大成》：「丹溪曰：『乳房，陽明胃所經，乳頭厥陰肝所屬。乳子之母，不知調養，忿怒所逆，鬱悶所遏，厚味所釀，以致厥陰之氣不行，竅不得通，汁不得出，陽明之血沸騰，熱甚化膿。亦有所乳之子，膈有滯痰，口氣焮熱[100]，含乳而睡。熱氣所吹，遂生結核。初起時，便須忍痛揉，令稍軟，吮令汁透，自可消散。失此不治，必成癰癤。若加以艾火兩三壯，其效尤捷。若不得夫與舅姑，憂怒鬱悶，脾氣消沮，肝氣橫逆，遂成結核如棋子，不痛不痒，十數年後為瘡陷，名曰奶岩[101]。以瘡形如嵌凹，似岩穴也，不可治矣。若於始生之際，能消息病根，使心清神安，然後醫治，庶有可安之理。』」 乳頭屬於足厥陰肝經，因此活絡乳中穴，可以改善肝氣鬱結的問題。從醫書的記載可見，經常處在惱怒、鬱悶、壓抑、緊張中的人，往往有肝氣鬱滯的症狀。當我們時常生氣、緊張，或是壓抑自己的情緒導致肝氣鬱結，嚴重的可能會有抽筋、手腳冰冷（中醫說「四肢厥逆」）的現象，甚至引發肝臟方面的疾病。這時透過對乳中穴的導引與按摩，可達到紓解改善、防患於未然的效果。而整個乳房除了乳頭屬於足厥陰肝經外，其餘都屬於足陽明胃經。又因胃經和肝經通過乳房部位，當氣血瘀滯不順，就容易形成乳房腫瘤（中醫稱「乳癰」、「乳岩」）。

典籍中的醫案說明，若是哺乳的婦人經常處在憤怒或鬱悶的情緒中，會讓肝經氣行不順，導致乳汁分泌減少，嚴重一點的乳房會發熱、化膿。受哺的孩子也將被影響，容易氣滯有痰、口臭、發燒到全身發燙等。同時孩子未來長大後也較易罹患結核病。

近年來，乳癌一直高居臺灣女性癌症發生率榜首。不僅女性，就連男性也不能排除在乳癌的影響範圍外。在臺灣，除了呼籲國民定期做乳癌篩檢，甚至對於乳房病變好發率高的族群有提供補助。但等到疾病已然發生，往往需要花費加倍的努力、時間與金錢加以補救，才能回復健康。最好在平時養成按摩或鍛鍊胸部穴道的習慣，每天花幾分鐘的時間，憑自我鍛鍊習慣的養成便可以達到預防的效果。[102]

劑量

《大成》：「《銅人》微刺三分。禁灸，灸則生蝕瘡[103]。瘡中有濃血，清汁可治；瘡中有息肉，若蝕瘡者死。《素問》云刺乳上[104]，中乳房為腫根蝕[105]。」

---

99 《穴道導引》，頁92。《鬆開的技、道、心》，頁122。

100 焮熱：焮（音欣），作火烤解。焮熱，形容體溫之高，如火烤樣。

101 病名，即乳岩。

102 《穴道導引》，頁93。《鬆開的技、道、心》，頁124。

103 蝕瘡：則浸淫瘡。一處生瘡，其膿水沾染之處亦隨之而生瘡。這種腐蝕潰瘍的惡瘡，亦稱為蝕瘡。

104 刺乳上：即是刺乳中穴。

105 根蝕：腫瘍症從內部潰膿腐蝕叫「根蝕」。

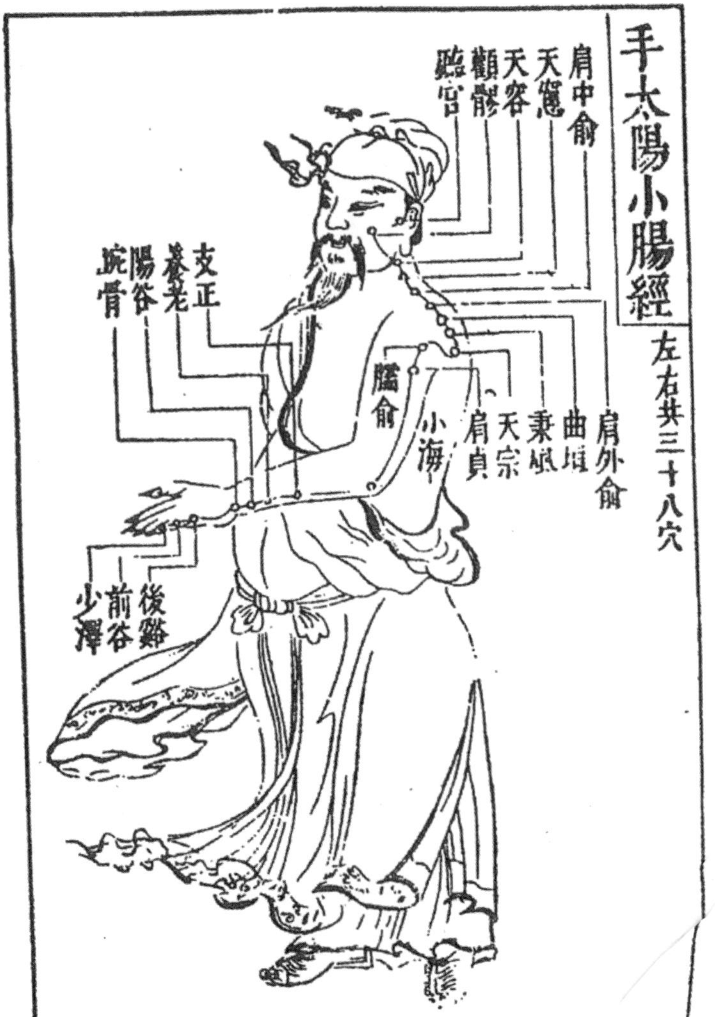
手太陽小腸經
左右共三十八穴
肩中俞
天窻
天容
顴髎
聽宮
支正
養老
陽谷
腕骨
臑俞
小海
肩貞
天宗
秉風
曲垣
肩外俞
後谿
前谷
少澤

天窗（一名窗籠，小腸經之十六）

穴位	喉結往左右兩旁算起三寸五分（四指幅加半個拇指寬）處，位置約在耳垂垂直往下的連線上，會在筋（解剖學上稱為「胸鎖乳突肌」）後緣摸到一處凹陷，即為天窗穴。[106]
命名由來	天窗者，項強筋間之孔穴，在天部之上，故名。
主治	《大成》：「主痔瘻、頸痛、肩痛引項、不得回顧、耳聾頰腫、喉中痛、暴瘖不能言、齒噤中風。」 因為感冒或者任何原因導致的忽然發不出聲，中醫把這種症狀叫作「暴瘖」。或者頸部的疼痛和僵硬，嚴重起來可能往下延伸，變成肩頸僵硬無法回頭，或者可能往上延伸到整個臉頰腫起來，甚至影響聽力，都可以透過天窗穴的導引來改善。[107]
劑量	《大成》：「《銅人》灸三壯，針三分。《素》註：針六分。」

106 《穴道導引》，頁136。《鬆開的技、道、心》，頁125。

107 《穴道導引》，頁140。《鬆開的技、道、心》，頁127。

廉泉（一名舌片，任脈之廿三）

穴位	《大成》：「頸下結喉上中央，仰面取之。」 《心法》：「〈任脈分寸歌〉：『廉泉頷下骨尖已。』」 手指順著喉結往上滑動，會碰到一個凹洞（頭和頸部相交接的地方），就是廉泉穴。[108]
命名由來	穴在頷下，喉結上，舌本下。廉，這裡做棱形解，因喉頭結節如棱形。且舌根伴有舌下腺體，津液所出猶如清泉，故名。 「廉」有菱形之義，而脖子上菱形的部位是什麼呢？答案就是喉結。[109]
主治	《大成》：「主咳嗽上氣，喘急，嘔沫，舌下腫難言，舌根縮急不食，舌縱涎出，口瘡。」 廉泉穴主司喉部疾病，像是常見的感冒咳嗽，也包括喘症、口瘡等，這些都常發生在感冒容易喉嚨痛的人身上，這些人特別需要強化廉泉穴，並且保持氣血通暢，如此可改善以上症狀。[110]
劑量	《大成》：「《素註》低針取之，針一寸，留七呼。《銅人》灸三壯，針三分，得氣即瀉，《明堂》針二分。」

108 《穴道導引》，頁132。《鬆開的技、道、心》，頁127。
109 《穴道導引》，頁138。《鬆開的技、道、心》，頁130。
110 《穴道導引》，頁138。《鬆開的技、道、心》，頁130。

人迎（一名五會，胃經之九）

穴位	《大成》：「頸大脈動應手，俠結喉兩旁一寸五分，仰而取之，以候五臟氣。足陽明、少陽之會。滑氏曰：古以頰喉兩旁為氣口、人迎，至晉王叔和直以左右手寸口為人迎、氣口。」 《心法》：「〈胃經分寸歌〉：『人迎喉旁寸五真。』」 由喉結往左右兩旁摸，至凹陷處即為人迎穴，約在喉結兩旁一寸五分（一點五個拇指節寬）的位置，輕按可以感覺到頸動脈的跳動。[111]
命名由來	穴居頸部動脈應手處，為三部九候診脉部位之一，稱人迎脈，故名。
主治	《大成》：「主吐逆，霍亂，胸中滿，喘呼不得息，咽喉癰腫[112]，瘰癧[113]。」 西醫講流感時，總會界定某一型流感會有哪幾種症狀，但中醫卻非如此。在中醫的概念裡，病邪進入人體後會先攻擊身體較弱的部位，因此隨著每個人身體各部位的強弱不同，感冒所引發的症狀也會因此不同。導引平時很少刻意鍛鍊的喉部，能幫助氣血流通、增強頸部力量，該處自然不容易生病。[114] 人迎穴主司喉部疾病，比如平時感冒常有的喉嚨發炎、喉嚨痛，嚴重一點像是喉嚨化膿、喉部腫瘤、喉癌。假如你是個感冒時很容易喉嚨痛的人，鍛鍊人迎穴將能得到很大的改善。 人迎穴除了與喉嚨密切相關外，也是胃經的穴道，因此容易吐逆或胸中感覺脹滿的人，也[illegible]適 鍛鍊人迎穴改善。[115]
劑量	《大成》：「《銅人》禁針。《明堂》針四分。《素註》刺過深殺人。」

111 《穴道導引》，頁132。《鬆開的技、道、心》，頁198。

112 膿瘡。

113 病名。古代稱頸項間的淋巴結核症為瘰癧。

114 《穴道導引》，頁138。《鬆開的技、道、心》，頁200。

115 《穴道導引》，頁138。《鬆開的技、道、心》，頁200。

人中（一名水溝，督脈之廿六）

穴位	《大成》：「鼻柱下溝中央，近鼻孔陷中，督脈手足陽明之會。」 《心法》：「〈督脈分寸歌〉：『水溝鼻下人中藏。』」 人中穴在鼻子下方、嘴唇上方凹下的部位。將從唇溝到鼻子的連線分成三等分，離嘴唇較近的交點就是人中穴。[116]
命名由來	水溝穴居鼻柱下溝中央，其穴正夾於手、足陽明經之中，如經水交會，故名。
主治	《大成》：「主消渴，飲水無度，水氣遍身腫，失笑無時，癲癇，語不識尊卑，乍哭乍喜，中風口噤，牙關不開，面腫唇動，狀如蟲行，卒中惡，鬼擊，喘渴，目不可視，黃疸，馬黃，瘟疫，通身黃，口喎噼。灸不及針，艾炷小雀糞大。水面腫，針此一穴，出水盡，即愈。」 「人中穴」（一名「水溝穴」）位於督脈與手陽明大腸經、足陽明胃經交會所在，專司休克昏迷、不省人事。[117]
劑量	《大成》：「《素註》針三分，留六呼，灸三壯。《銅人》針四分，留五呼，得氣即瀉。灸不及針，日灸三壯。《明堂》日灸三壯，至二百壯。《下經》灸五壯。」

116 《鬆開的技、道、心》，頁357。
117 《鬆開的技、道、心》，頁355。

風池（膽經之廿）

穴位	《心法》：「〈膽經分寸歌〉：『風池耳後髮陷中。』」由雙手食指從風府穴分別往左下、右下側滑動，碰到凹陷處即是風池穴。[118]
命名由來	穴在顳顬後髮際陷者中。穴處似池，為治風之要穴，故名。
主治	《大成》：「主灑淅寒熱，傷寒溫病汗不出，目眩，苦偏正頭痛，痎瘧[119]，頸項如拔，痛不得回顧，目淚出，欠氣多，鼻鼽衄，目內眥赤痛，氣發耳塞，目不明，腰背俱痛，腰傴僂引，頸筋無力不收，大風中風，氣塞，涎上不語，昏危，癭氣[120]。」感冒引起的頭痛，有時連脊椎骨也一節一節往下越來越痛，嚴重時甚至會頭、頸、腰、背，全身痠痛。吃藥雖有效卻好得很慢，這時可以加強按摩或導引風府穴與風池穴，一直按摩、導引到像是要消融風寒濕諸病邪，可以把病邪從體內逼出來那樣發熱的感覺，就能緩解症狀。有時並沒有哭卻會流眼淚，或者頻打哈欠，多導引、按摩風府穴與風池穴，保持氣血充盈，也能獲得改善。 中國第一部醫法與醫方兼備的醫書——《傷寒論》裡，作者張仲景論述了從外感風寒開始，進而遊走於六經的各種疾病症狀與醫法藥方。就中醫的觀點而言，傷於風寒與遭受溫邪是諸多疾病的開端。這意味著感冒一旦沒有根治，便很容易深入發展成膀胱經、胃經、肝經、腎經等不同經絡的疾病。值得注意的是，風寒、溫邪進犯人體的主要入口，即是在頸後的風府穴與風池穴。如果沒有充足的力氣，氣血不流通，便比較容易遭受風寒熱邪的侵襲而生病。

為什麼風寒會從頸後的風府穴和風池穴侵入人體？就如同高樓的風比低樓層的強一樣，我們的頭部比腳底更容易遇風、受寒。而後頸的風府、風池穴，正是外在世界的風、寒最容易入侵人體的所在，所以出門在外或來到冷氣房，切記不要讓風對著頭、頸後方吹，儘量選坐風向從正面吹來的位置。

在印度，許多瑜伽的修鍊者每天早上起床後，光是按摩風池穴就達五分鐘之久。因為外來風邪容易客留於風府穴，而風池穴就像是屋子裡的門窗，在必要時需擋風禦寒、隔絕外在的病邪入侵，絕對值得你投注心力將它導引得輕鬆靈活或者按摩得暖呼呼。

至於平常的保健，不管是吃飯、寫字、打電腦、看手機，都要時時注意頸椎筆直放鬆而不彎曲，才能保持風府穴與風池穴氣血暢通。[121]

劑量

《大成》：「《素註》針四分，明堂針三分。《銅人》針七分，留七呼，灸七壯，《甲乙》針一寸二分。患大風者，先補後瀉，少可[122]患者，以經取之，留五呼，瀉七吸，灸不及針，日七壯，至百壯。」

118 《穴道導引》，頁134。《鬆開的技、道、心》，頁202。

119 古代對瘧疾的總稱。

120 癭氣，又叫「癭」，俗稱大脖子，屬甲狀腺腫大的一類疾病，多因為鬱怒憂思過度，肝失調達，痰氣凝結於頸部，或與生活地區及飲水有關。

121 《穴道導引》，頁139-140。《鬆開的技、道、心》，頁204-205。

122 少可，稍可，指病情減輕。

中脘（一名太倉，任脈之十二）

穴位	《大成》：「上脘下一寸，臍上四寸，居心蔽骨[123]與臍之中，手太陽少陽足陽明任脈之會，上紀[124]者，中脘也。」 《心法》：「〈任脈分寸歌〉：『臍上四寸中脘許。』」 肋骨正中央的骨頭叫作胸骨，胸骨最下緣叫劍突，劍突和肚臍連線的中點，就是中脘穴。[125]
命名由來	脘即胃脘，本穴內應胃中部，近胃小彎處，故名。 中脘穴就在胃的正「中」央。脘，讀音「管」。人體內的消化道不是封閉的，而是像水「管」一樣相連接著，所以穴名叫中脘。由此可知，它與脾胃的健康與否有很大的關聯。[126]
主治	《大成》：「主五膈[127]，喘息不止，腹暴脹，中惡，脾疼，飲食不進，翻胃，赤白痢，寒癖[128]氣心疼[129]，伏梁[130]，心下如覆杯，心膨脹，面色痿黃，天行[131]傷寒熱不已，溫瘧[132]先腹痛，先瀉霍亂，瀉出不知，食飲不化，心痛生寒，不可俯仰，氣發噎。東垣曰：氣在於腸胃者，取之足太陰陽明，不下，取三里章門中脘。又曰：胃虛而致太陰無所稟，於足陽明募穴中引導之。」 胃部氣血匱乏、消化能力不佳導致的症狀，如：不容易餓、食慾不佳、胃口小，臉色痿黃，容易脹氣或拉肚子，胃氣不順、上逆，飯後打飽嗝，時而會噎氣。常常導引中脘穴，這些胃部氣血不足的現象會日漸改善。[133]
劑量	《大成》：「《銅人》針八分，留七呼，瀉五吸，疾出針，灸二七壯，止二百壯。《明堂》灸二七壯，止四百壯。《素註》針一寸二分，灸七壯。」

鳩尾（一名尾翳、一名髃骬[134]，任脈之十五）

穴位	《大成》：「在兩歧骨下一寸，曰鳩尾者，言其骨垂下，如鳩尾形。任脈之別。」 《心法》：「〈任脈分寸歌〉：『鳩尾蔽骨下五分。』」 劍突下凹陷處。[135]
命名由來	鳩尾是骨名，現稱胸骨劍突。
主治	《大成》：「主息賁[136]熱病，偏頭痛引目外眥，噫喘喉鳴，胸滿欬嘔，喉痹咽腫，水漿不下，癲癇狂走，不擇言語，心中氣悶，不喜聞人語，欬唾血，心驚悸，精神耗散，少年房勞，短氣少氣，又《靈樞經》云：膏之原，[137]出於鳩尾。」
劑量	《大成》：「《銅人》禁灸，灸之令人少心力，大妙手[138]方針，不然，針取氣多，令人夭，針三分，留三呼，瀉五吸，肥人倍之。《明堂》灸三壯。《素註》不可刺灸。」

123 胸骨劍突。

124 本穴別稱。

125 《穴道導引》，頁108。《鬆開的技、道、心》，頁396。

126 《穴道導引》，頁110。《鬆開的技、道、心》，頁400。

127 五膈，即憂膈，恚膈，氣膈，寒膈與熱膈的總稱。

128 其症狀為脇肋間如有繩索隆起，遇冷則痛。

129 即心窩部因七情所傷而引起的疼痛。實則胸中氣壅，刺作痛，遊走不定；虛則按之痛減。

130 脘腹部痞滿腫塊一類疾患，為五積之一。

131 凡時病帶有傳染性的均稱為時行，如引起大流行者，則稱為天行。

132 先傷於風，後傷於寒，亦以時作，為溫瘧。

133 《穴道導引》，頁110。《鬆開的技、道、心》，頁400。

134 即蔽心骨。這裡的髑骬是鳩尾穴的別名。

135 《穴道導引》，頁109。《鬆開的技、道、心》，頁396。

136 息賁：古病名，見《黃帝內經・靈樞・邪氣藏府病形》：「肺脈……滑甚，為息賁上氣。」、《難經・五十六難》：「肺之積名曰息賁，在右脅下，覆大如杯。久不已，令人洒淅寒熱，喘咳，發肺壅。」五積病之一，屬肺之積。症見右脅下有包塊，形狀如履著的杯子，呈急迫感，有見胸背痛、吐血、伴有寒熱、咳嗽、嘔逆、呼吸迫促等症狀，這是肺氣鬱結，痰熱壅遏所致。

137 膏，指心尖脂肪，是心臟與橫膈膜間的部位。膏之原，指膏的原穴為鳩尾穴。

138 高明的醫生。

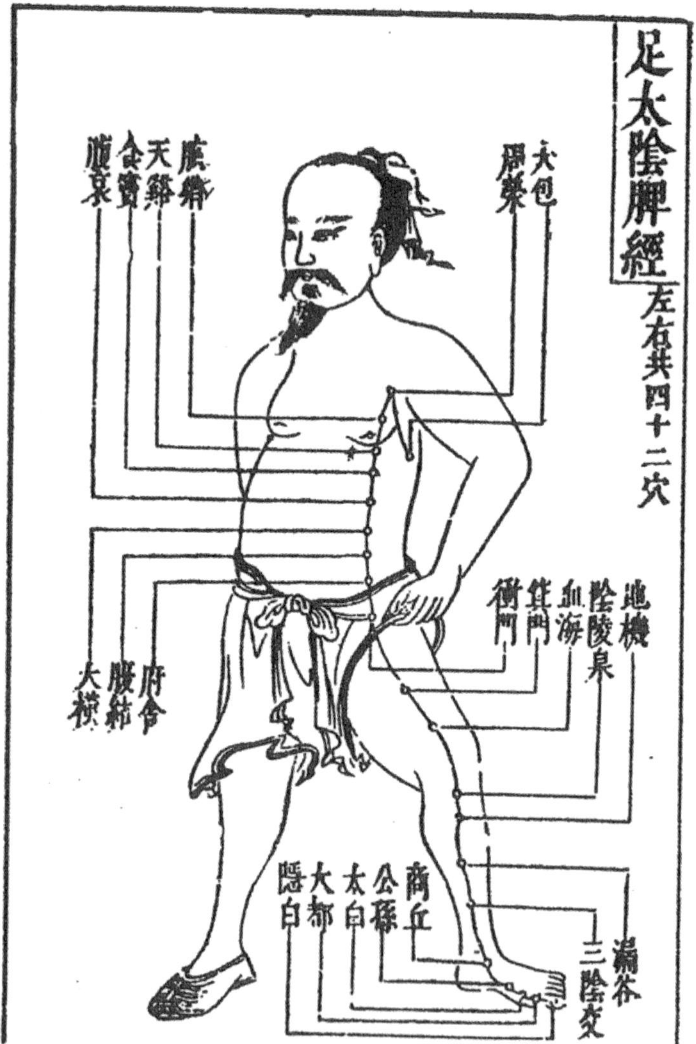
足太陰脾經
左右共四十二穴
大包
周榮
胸鄉
天谿
食竇
腹哀
地機
陰陵泉
血海
箕門
衝門
府舍
腹結
大橫
商丘
公孫
太白
大都
隱白
漏谷
三陰交

大包（脾經之廿一）

穴位	《大成》：「脾之大絡，總統陰陽諸絡，由脾灌溉五臟。」 《心法》：「〈脾經分寸歌〉：『外斜腋下六寸許，大包九肋季脅端。』」 腋下往下兩個四指幅相加的位置。[139]
命名由來	喻總統陰陽諸絡，灌溉五臟，無所不包，治一身盡痛之實証，百脈皆縱之虛證，故名。 大包穴關聯到陰陽經絡各經脈，對五臟有重要影響，好像眾多病症都「包」在它身上了，所以叫「大包」穴。[140]
主治	《大成》：「主胸脇中痛、喘氣[141]。實則身盡痛，瀉之；虛則百節盡皆縱[142]，補之。」 胸脅（即胸部及兩邊腋下肋骨處）會痛，或是不明原因全身疼痛。或者有些人陽氣虛、手足涼，坐著的時候像一灘軟泥，沒有力量好好地挺直身子坐正，傳統醫學稱為「百體皆縱」，在嚴重的病人和老人身上容易見到。這些都可以透過按摩或導引大包穴來獲得改善。[143]
劑量	《大成》：「《銅人》灸三壯，針三分。」

139 《穴道導引》，頁120。《鬆開的技、道、心》，頁409。
140 《穴道導引》，頁129。《鬆開的技、道、心》，頁417。
141 喘氣：此為「喘証」，通稱「氣喘」。即呼吸急促一類病証。
142 縱：緩也、亂也，不加拘束，有放縱的意思。
143 《穴道導引》，頁129。《鬆開的技、道、心》，頁417。

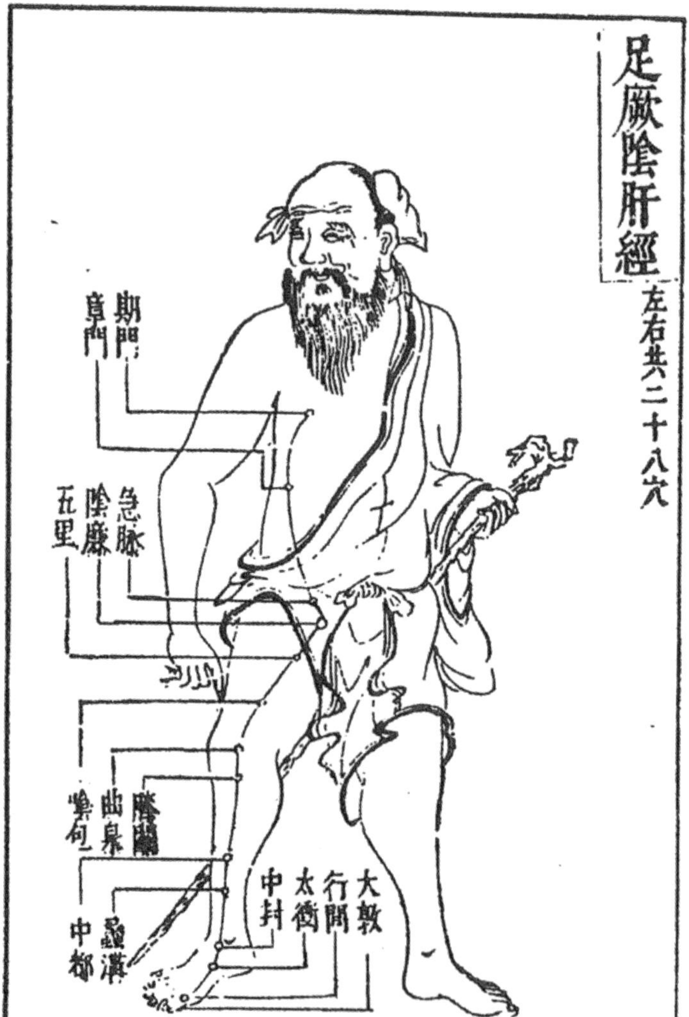
足厥陰肝經
左右共二十八穴
期門
章門
急脈
陰廉
五里
膝關
曲泉
中都
蠡溝
中封
太衝
行間
大敦

期門（肝經之十四）

穴位：乳頭往下，越過兩根肋骨後的凹陷處，即第六、七根肋骨之間，為期門穴。[144]

命名由來：期門穴，貫膈交陽明，出太陰，氣血出入之終始，陰經注入之門戶，故名。

主治：《大成》：「主胸中煩熱賁豚[145]上下，目青而嘔，霍亂泄利，腹堅硬，大喘不得坐臥，脇下積氣，傷寒心切痛，喜嘔酸，食飲不下，食後吐水，胸脇痛，支滿，男子婦人血結胸滿，赤面火燥，口乾消渴。胸中痛不可忍，傷寒過經不解，熱入血室，男子則由陽明而傷，下血譫語。婦人月水適來，邪乘虛而入，及產後餘疾，一婦人患熱入血室。許學士[146]云：小柴胡已遲，當刺期門，針之，如言而愈，太陽與少陽併病，頭項強痛或眩，如結胸，心下痞硬者，當刺大椎第二行肝俞肺俞，慎不可發汗，發汗則譫語，五六日譫語不止，當刺期門。」

期門穴是足厥陰肝經和足太陰脾經交會的地方，所以對肝、脾都有治療效果。期門穴主司脾胃，像是因為氣結而腹部摸起來硬硬的，以及胸脅痛、吃不下、嘔胃酸等症狀。還有女性產後或月經來的時候感冒，導致「熱入血室」，病人感覺胸悶、燥熱，而且臉紅、口乾，甚至流鼻血的病症，導引期門穴都有治療效果。[147]

劑量：《大成》：「《銅人》針四分，灸五壯。」

陽綱（膀胱經之四十三）

穴位	《大成》：「十椎下兩旁，相去脊各三寸，正坐闊肩取之。」期門穴對過去到背後那點即是陽綱穴。[148]
命名由來	陽綱者，肝之陽為膽，膽又為中正之官，決斷出焉，肝為將軍之官，謀慮出焉。持膽陽為之綱紀，故名。
主治	《大成》：「主腸鳴腹痛、飲食不下、小便赤澀、腹脹身熱、大便不節、泄痢赤黃、不嗜食、怠惰。」 陽綱穴居背部第十胸椎下兩旁，距脊椎各三寸（四指幅），舉凡水分代謝失調所導致的腹痛、腹脹、腸鳴，吃不下、沒食慾、發懶，身熱、泄痢赤黃、小便赤澀等，導引陽綱穴可以得到一定程度的改善。[149]
劑量	《大成》：「《銅人》針五分，灸三壯。《下經》灸七壯。」

144 《穴道導引》，頁122。《鬆開的技、道、心》，頁405。

145 賁豚：病名，見《難經．五十六難》：「腎之積，名曰賁豚，發於少腹，上至心下，若豚狀，或上或下無時，久不已，令人喘逆，骨痿少氣。」五積病之一，屬腎之積。

146 許學士：即許叔微，字知可，宋代昆陵人，紹興壬子（1132年），以第五名登科，後居翰林學士之位，故名「許學士」。著有《傷寒發微論》、《傷寒九十論》、《類証普濟本事方》等書。

147 《穴道導引》，頁129。《鬆開的技、道、心》，頁417。

148 《穴道導引》，頁122。《鬆開的技、道、心》，頁405。

149 《鬆開的技、道、心》，頁417。

膻中（一名元見，任脈之十七）

穴位	《大成》：「橫量兩乳中陷中，仰而取之，足太陰少陰，手太陽少陽之會。《難經》曰：氣會膻中。」 《心法》：「〈任脈分寸歌〉：『膻中卻在兩乳間。』」 兩個乳頭連線的中點。[150]
命名由來	胸中兩乳間曰膻。穴在兩乳間陷中，故名。
主治	《大成》：「主上氣短氣，欬逆噎氣，鬲氣喉鳴，喘咳不下食，胸中如塞，心胸痛，風痛[151]咳嗽，肺癰[152]吐膿，嘔吐涎沫，婦人乳汁少。」 膻中是調節全身經脈之氣的重要穴道，練習〈神凝膻中〉的導引，每一次吸氣、閉氣、吐氣都在膻中穴，可以活絡膻中穴的氣血，並且強健肺功能，供應身體足夠的氧氣。現今的環境空氣污染很嚴重，罹患肺疾的人非常多，透過這個練習，有助於調理肺氣、止咳祛痰。[153]
劑量	《大成》：「《疏》曰：氣病治此，灸五壯。《明堂》灸七壯止二七壯，禁針。

150 《穴道導引》，頁142。《鬆開的技、道、心》，頁340。
151 因傷於風而引起的疼痛，其疼痛位置不固定，發作休止無常。
152 肺部癰瘍，出現咳吐膿血，發熱惡寒，胸痛、氣力不足、呼吸急促等症狀。
153 《鬆開的技、道、心》，頁339。

神封（腎經之廿三）

穴位	膻中穴（兩個乳頭連線的中點）外開二寸（兩個拇指寬），就是神封穴。[154]
命名由來	封指疆界而言，又可做藏閉解。本穴與膻中相平，膻中為心主之宮城。心藏神，而居胸中，正如心神封疆藏聚之處，故名。 中國傳統醫學稱人整體的靈魂為神，而各個臟腑部位的靈魂，也各有職稱。但彼此間並不是獨立、分離的關係，而是一個完整靈魂不同部份的指稱。就像完整的身體有頭、軀幹、四肢等不同部位的名稱一樣。其中位於心窩的靈魂也叫作「神」。在胸部靠近心窩的位置，有著「神封穴」，指心神封藏於此。[155]
主治	《大成》：「主胸滿不得息，欬逆乳癰，嘔吐洒淅惡寒，不嗜食。」 好心情導引能改善食慾不佳、胸氣鬱結、乳癰、乳癌等症狀，同時能改善心情。[156]
劑量	《大成》：「《素註》針四分。《銅人》針三分，灸五壯。」

154《穴道導引》，頁142。
155《穴道導引》，頁144。
156《穴道導引》，頁144。

靈墟（腎經之廿四）

穴位	《大成》：「神藏下一寸六分陷中，去胸中行各二寸，仰而取之。」神封穴垂直往上，越過一根肋骨後的凹陷處，就是靈墟穴。[157]
命名由來	靈即神靈，墟乃心君之居處。本穴位於心君居處之下，心主神明，故名。中國傳統醫學稱人整體的靈魂為神，而各個臟腑部位的靈魂，也各有職稱。但彼此間並不是獨立、分離的關係，而是一個完整靈魂不同部份的指稱。就像完整的身體有頭、軀幹、四肢等不同部位的名稱一樣。其中位於心窩的靈魂也叫作「神」。在胸部靠近心窩的位置，有著「靈墟穴」，是心靈居住的丘墟。[158]
主治	《大成》：「主胸脇支滿，痛引胸，不得息，欬逆嘔吐不嗜食。」好心情導引能改善食慾不佳、胸氣鬱結、乳癰、乳癌等症狀，同時能改善心情。[159]
劑量	《大成》：「《素註》針四分。《銅人》針三分，灸五壯。」

157 《穴道導引》，頁142。
158 《穴道導引》，頁144。
159 《穴道導引》，頁144。

神藏（腎經之廿五）

穴位	靈墟穴垂直往上，越過一根肋骨後的凹陷處，就是神藏穴。[160]
命名由來	心藏神，本穴位於靈墟之上，可謂心神安居之處，故名。 中國傳統醫學稱人整體的靈魂為神，而各個臟腑部位的靈魂，也各有職稱。但彼此間並不是獨立、分離的關係，而是一個完整靈魂不同部份的指稱。就像完整的身體有頭、軀幹、四肢等不同部位的名稱一樣。其中位於心窩的靈魂也叫作「神」。在胸部靠近心窩的位置，有著「神藏穴」，乃封藏心神的所在。[161]
主治	《大成》：「主嘔吐欬逆，喘不得息，胸滿不嗜食。」 好心情導引能改善食慾不佳、胸氣鬱結、乳癰、乳癌等症狀，同時能改善心情。[162]
劑量	《大成》：「《素註》針四分。《銅人》針三分，灸五壯。」

160 《穴道導引》，頁142。
161 《穴道導引》，頁144。
162 《穴道導引》，頁144。

天井（三焦經之十）

穴位	《大成》：「肘外大骨後肘上一寸，輔骨[163]上兩筋叉骨[164]罅中，屈肘拱胸取之。甄權云：曲肘後一寸，叉手按膝頭取之，手少陽三焦脈所入。」 《心法》：「〈三焦經分寸歌〉：『天井肘外大骨後。』」 把手肘彎曲起來，手肘最突出的地方叫做肘尖，從肘尖往上約一寸有一處凹陷，就是天井穴。[165]
命名由來	天井穴居天位，在尺骨鷹嘴上一寸，凹陷深如井之處，故名。
主治	《大成》：「主心胸痛，欬嗽上氣，短氣不得語，唾膿，不嗜食，寒熱悽悽[166]不得臥，驚悸瘈瘲，癲疾五癇，風痺耳聾，嗌腫喉痺，汗出，目銳眥痛，頰腫痛，耳後臑臂肘痛，捉物不得，嗜臥，撲傷腰髖痛，振寒[167]，頸項痛，大風[168]默默，不知所痛，悲傷不樂，腳氣上攻。」
劑量	《大成》：「《素註》，針一寸，留七呼。《銅人》灸三壯，《明堂》灸五壯，針三分。」

163 輔骨：在此指尺骨鷹嘴。

164 叉骨：指肱骨外上踝與內上踝之間的鷹嘴窩。

165 《穴道導引》，頁90。《鬆開的技、道、心》，頁512。

166 寒熱悽悽：「寒熱」是「惡寒發熱」。「悽悽」是形容惡寒發熱的狀態。

167 振寒：及惡寒戰慄。

168 大風：又名厲風。出自《素問．風論》，即癩病，或稱大麻風。其症初起時，患處麻木不仁，次成紅癍，繼則腫潰無膿，久則蔓延全身肌肉，出現眉落、目損、鼻崩、脣裂、足底穿等。

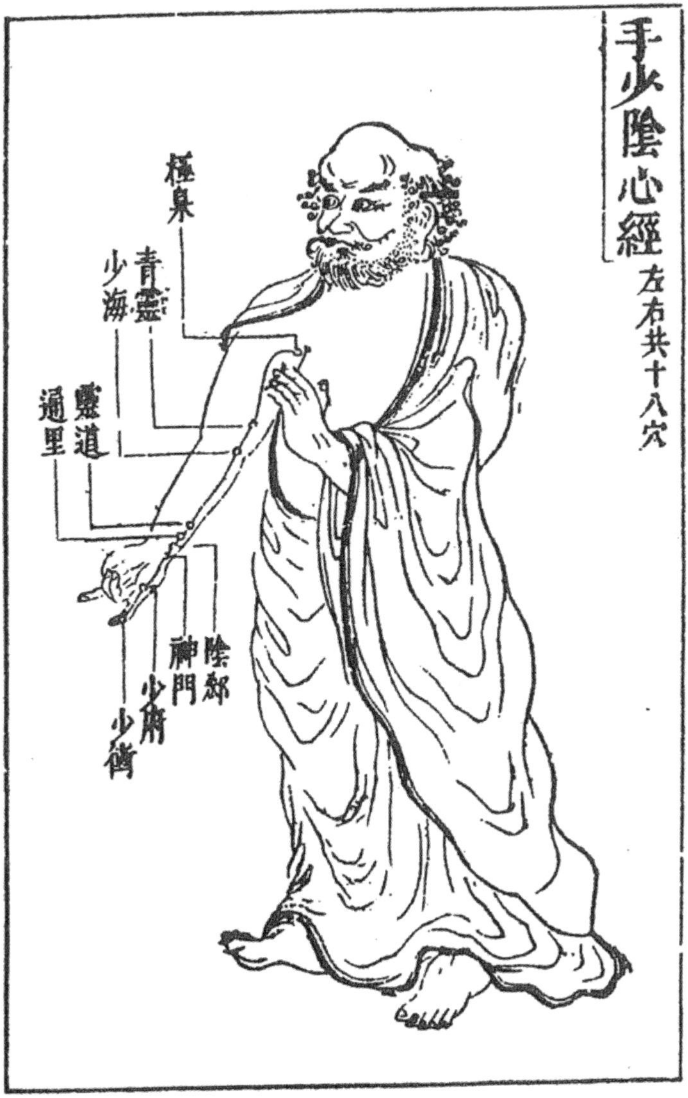
手少陰心經
左右共十八穴
極泉
青靈
少海
靈道
通里
陰郄
神門
少府
少衝

極泉（心經之一）

穴位	《大成》：「臂內腋下筋間，動脈入胸。」 《心法》：「〈心經分寸歌〉：『少陰心起極泉中。』」 位於腋窩正中央，兩條筋肉之間，是淋巴聚集之處。[169]
命名由來	極泉者，極者極深，泉者水泉也。心陽化液，由心系通肺出腋下，心火生脾土，而續交經之孔竅，相酬以甘液，故名。[170] 高甚也極也；水之始出曰泉，心經經穴中，極泉位置最高，心主血脈，手少陰心經起手極泉，喻手少陰脈氣由此如泉中之水急流而出，故名極泉。[171]
主治	《大成》：「主臂肘厥寒、四肢不收、心痛、乾嘔煩渴、目黃、脇滿痛、悲愁不樂。」
劑量	《大成》：「《銅人》針三分，灸七壯。」

169 《穴道導引》，頁202。《鬆開的技、道、心》，頁348。
170 南景禎主編：《經穴臨床應用》（哈爾濱市：黑龍江科學技術出版社，1999年），頁163。
171 郭長青等主編：《針灸學現代研究與應用（上冊）》（北京：學苑出版社，1998年），頁283。

攢竹（一名始光、一名光明，膀胱經之二）

穴位	《大成》：「兩眉頭陷中。」 《心法》：「〈膀胱經分寸歌〉：『眉頭陷中攢竹取。』」 眉毛內端凹陷處。[172]
命名由來	攢竹者，諸陽氣攢聚於眉頭，恰如新竹之茂，又如竹字以象其形，故名。
主治	《大成》：「主目䀮䀮、視物不明、淚出目眩、瞳子癢、目瞢[173]、眼中赤痛、及臉瞤動不得臥、頰痛面痛、尸厥癲邪、神狂鬼魅、風眩嚏。」
劑量	《大成》：「《素》註：針二分，留六呼，灸三壯。《銅人》禁灸，針一分，留三呼，瀉三吸，徐徐出針，宜以細三稜針刺之。宣泄熱氣，三度刺，目大明。《明堂》宜細三稜針三分，出血，灸一壯。」

172 《穴道導引》，頁222。《鬆開的技、道、心》，頁327。

173 目瞢：即兩目視物晦暗不明。

睛明（一名淚孔，膀胱經之一）

穴位	《大成》：「目內眥，《明堂》云：內眥頭外一分宛宛中，手、足太陽，足陽明、陰蹻、陽蹻（詳見第89頁註釋178）五脈之會。」 《心法》：「〈膀胱經分寸歌〉：『足太陽兮膀胱經，目內眥角始睛明。』」 內眼角與鼻骨邊框間凹陷處。[174]
命名由來	睛明者，諸陽氣上行而達目；明者，五臟六腑之精華，乘陰蹻之升衝而返光，如天氣之晴朗。人之雙眼能明者，賴五臟六腑之精華返射，諸陽發光而能明，故名。
主治	《大成》：「主目遠視不明、惡風淚出、憎寒頭痛、目眩、內眥赤痛、䀮䀮無見、眥癢，淫膚白翳、大眥攀睛、努肉侵睛、雀目[175]、瞳子生瘴、小兒疳眼[176]、大人氣眼冷淚[177]。 按東垣曰：刺太陽陽明出血，則目愈明。蓋此經多血少氣，故目翳與赤痛。從內眥起者，刺睛明攢竹，以宣泄太陽之熱，然睛明刺一分半，攢竹刺一分三分，為適淺深之宜，今醫家刺攢竹，臥針直抵睛明，不補不瀉，而又久留針，非古人意也。」
劑量	《大成》：「針一分半，留三呼，雀目者，可久留針，然後速出針。禁針（璧名按：當作「禁灸」）。」

174 《穴道導引》，頁222。《鬆開的技、道、心》，頁327。
175 雀目：即夜盲症。
176 疳眼：又名疳毒眼、疳疾上目。症見眼乾澀羞明，黑睛生翳，甚則眼球枯萎失明。
177 氣眼冷淚：指發怒或情緒激動時眼流淚。

承泣（胃經之一）

穴位	《大成》：「目下七分，直瞳子陷中，足陽明、陽蹻[178]脈、任脈之會。」 《心法》：「〈胃經分寸歌〉：『承泣目下七分尋。』」 下眼眶骨上凹陷處。[179]
命名由來	承，即承受。泣乃無聲流淚之哭。本穴位於目下，恰能承受淚液處，可治目疾，故名。
主治	《大成》：「主目冷淚出、上觀、瞳子癢[180]、遠視䀮䀮、昏夜無見、目瞤[181]動與項口相引、口眼喎斜、口不能言、面葉葉牽動[182]、眼赤痛、耳鳴耳聾。東垣曰：魏邦彥夫人目翳綠色，從下侵上者，自陽明來也。」
劑量	《大成》：「《銅人》：灸三壯，禁針，針之令人目烏色[183]。《明堂》：針四分半，不宜灸，灸後令人目下大如拳[184]，息肉日加如桃，至三十日定不見物。《資生》云：當不灸不針。」

178 音敲，或喬。足踝以下的部份。外踝下叫陽蹻，內踝下叫陰蹻。

179 《穴道導引》，頁222。《鬆開的技、道、心》，頁327。

180 癢之異體字。

181 眼跳之義。

182 面葉葉牽動：對於面部抽搐、顫動的形容，如同樹的枝葉間互相牽動之狀。

183 目烏色，此為針刺引起眼部的皮下或結膜下出血之症。

184 此指在承泣施灸後，引起局部感染所致之腫脹。

鑰匙・開門・見山

一個星期有七天，如果生命一共就是七天，那你打算怎麼過？懷抱什麼樣的心情？感受什麼樣的身體？完成什麼樣的夢想？愛著什麼樣的人？

當你擁有這份牌卡，大可依個人生活習慣，或臥，或坐，或站；榻上，案前，窗邊；等車，等人，等我——隨時隨地，回春鬆柔，自主隨意，揮別僵硬。全套七十五式穴道導引活頁牌卡，根據自我需求，自由搭配。習慣善用生活裡的零碎時間，鍛鍊身體最小單位，為健康存底氣。隨心組合，隨處置放，讓穴道導引自然融入日常，從此氣血流暢。日日練習，收穫全心身的輕鬆靈活、肌筋膜Q彈鬆柔。

歸家穩坐。這是一個不斷收回心意的練習。把你心不在焉、四處流竄的「心意」，收回來。手執穩定心神之鑰，心神遂養成隨時隨處端坐在——主人翁可以主宰、本該端坐的寶座。何其簡單，不要「『心』不在『焉』」而已。

那麼究竟「心」要如何使用？「在焉」該在哪裡？莊周已經親筆留下《莊子》內七篇詳細解答，而今我們朝朝暮暮有如斯具體而微的功夫相持相佐。助你我自然而然，收回心神可堪掌控氣血順暢、充沛的，主人翁之職。

功夫，其實就只「在焉」二字而已

就像操作穴道導引時，你是只有穴道所在部位的肌肉，在收緊、放鬆？還是你全幅的「心意」都在此間？全然靜謐地感受穴道所在的這方田壟，用心體會著日復一日收緊與放鬆的操作，是否比昨日更加徹底？感覺可收放的空間是否比前月更加遼闊？

直到全然放鬆身體，這萬頃良田。

丹田並非實腹，湧泉並非實泉。一旦真氣積蓄於丹田、充沛於湧泉、流轉於任督、日長一張紙於骨髓筋膜間，收復身體於完整，揮別痼疾於中途。形神離合間，莫非「唯道集虛」所集者，才是生命亙古的真實。

就當生命僅此七日。真愛自己，深愛自己，鬆柔自己，也本此愛你。自今天起，我想用這樣的思維活著。還做不到一日一生的我，就一週一生吧。

敬邀天涯為客的你，七日同行。斯卡在手，便有醫道文化的深深祝福與斯文一脈的不輟徽音。

2024.12.31.08:28璧名書於臺北市溫州街孺慕堂

美好生活 054

穴道導引
時刻微養生 日常練習卡

作者／蔡璧名
設計／楊啟巽工作室
校對／劉孝聖
責任編輯／何靜芬

天下雜誌群創辦人／殷允芃
天下雜誌董事長／吳迎春
出版部總編輯／吳韻儀
出版者／天下雜誌股份有限公司
地址／台北市 104 南京東路二段 139 號 11 樓 讀者服務／（02）2662-0332 傳真／（02）2662-6048
天下雜誌 GROUP 網址／www.cw.com.tw
劃撥帳號／01895001 天下雜誌股份有限公司
法律顧問／台英國際商務法律事務所・羅明通律師
總經銷／大和圖書有限公司 電話／（02）8990-2588
出版日期／2025 年 2 月 9 日第一版第一次印行
定價／1680 元

書號：BCCN0054P
ISBN：978-626-7468-74-6
直營門市書香花園 地址／台北市建國北路二段6巷11號 電話／02-2506-1635
天下網路書店 shop.cwbook.com.tw 電話／02-2662-0332 傳真／02-2662-6048
《穴道導引 時刻微養生 日常練習卡》完整產品包含「小書一本、練習卡一套、卡片環一個、收納外盒一個」不分售。
如有缺頁、破損、裝訂錯誤，請寄回本公司調換。

國家圖書館出版品預行編目(CIP)資料

穴道導引 時刻微養生 日常練習卡/蔡璧名著. -- 第一版. -- 臺北市 : 天下雜誌股份有限公司, 2025.02
面； 公分 ISBN 978-626-7468-74-6(平裝)
1.CST: 穴位療法 2.CST: 經穴 3.CST: 養生 4.CST: 健康法
413.915 113020614

或臥，或坐，或站
榻上，案前，窗邊
等車，等人，等我
隨時隨地，回春鬆柔，自主隨意，揮別僵硬

書號｜BCCN0054P　定價｜1680 元

天下雜誌 CommonWealth Magazine
天下雜誌出版 CommonWealth Mag. Publishing

9 786267 468746
01680

The Daoyin of Acupoints